養老孟司

こう考えると、うまくいく。

～脳化社会の歩き方～

扶桑社文庫
0808

文庫版まえがき

本書はある時期の私の講演録である。さまざまな場所で、さまざまな聴衆を相手に、通常は与えられたテーマについて論じたつもりだったが、結局はそのときに自分が考えていたことが中心になってしまった。だから講演を頼んだ方も、期待したような話ではないと思ったに違いない。事実、そう言われたこともある。それはもちろん私のせいで、なぜそういうことになるのかというと、私が説くのは「ものの見方」であって、そのもの自体についてではないからである。

私の子どもが小学生だったときに「お父さん、宇宙の果てってどうなっているの」と私に訊いた。そのとき、たまたま食卓の上にコップがあったから、そのコップをどけて、「ほら、このコップにはヘリがあるだろ、でもコップをどけた跡にはコップが入っていた場所つまり空間が残っている。その空間にはコップと違って、ヘリがないだろ。だから宇宙の果てにはヘリはないんだ」と説明したら、子どもが怒った。そんなことは訊いてない、と言いたかったのであろう。この例は子どもが生まれて初めて空間という概念に気づいたときに生まれた疑問だろうと私は解釈したのである。それまで見るものはほぼすべてモノだったはずである。では、そのモノが入っていた場所を何と呼ぶか。それが空間である。つまり子どもはいつも見つけているモノから連想して、宇宙を見ようとしているから、「宇宙の果て」という疑問が湧く。しかし宇宙はモノではなく、まさに空間だから、それはモノの形と同じようには把握できない。子どもはそんな面倒なことは考えないから、私の返事に怒ったのであろう。

　これは私が考えるときの癖だから、仕方がないのである。私が初めて書いた本は『形を読む』（講談社学術文庫）で、これは生物の形を解釈するやり方にはどんなものがあるかを論じており、結局は四つか五つしかない、と結論付けている。例えば心臓とは何ですか、と訊かれたら、ポンプです、という（機械論）。なぜポンプが必要なのですか。全身に血液を送るためです（機能論）。

　心臓は心房と心室に分かれていますが、どういうことですか。心房は血液を受け入れる部分で、心室はそれを押し出す部分です（機械論）。哺乳類の心臓は二心房二心室なのに、魚類では一心房一心室です。これはなぜですか。脊椎動物の祖先は海中に棲んでいたので、鰓《えら》で呼吸していました。鰓は海水から酸素を取り込むための器官で（機能論）、血液は心室から鰓に向かって押し出されます。ところが両生類の段階以降には陸に上がって、肺呼吸が始まります。そうなると、循環には体循環と肺循環の二つが生じて、心房も心室も二つに分かれるようになります（以上の説明は系統発生）。ヒトでも胎児が育ってくる段階で、心房と心室の間に境ができてきます（個体発生）。そこがうまく進まない場合が、心室中隔欠損や心房中隔欠損です（個体発生）。ややこしいけど、そういうことなのである。これは心臓の例だが、あらゆる臓器に関する議論も、こうした視点で整理できる。

一般向けの講演では、具体的な社会の問題について話してくださいと頼まれることが多い。私は社会学者でも教育学者でもないので、そういう問題に直接には答えられない。だから社会は、脳つまり意識が作り出したものという視点から語ることにしていた。意識が作らなかったものを自然と呼び、それに対して意識が作ったものが人工だから、人工対自然という対立軸を置いて考える。そうすれば、たいていの社会の問題を自分なりに取り扱うことができる。これはあくまでも「見方」なので、内容が正しいとか、間違っているとかとは関係がない。

あるとき、大学でイランからの留学生を相手に自然と人工の話をしていた。眼の前の机を指して「これは人工物だろ」と私が言うと、留学生は「でも材料（マテリアル）は自然です」と答えた。それはその通りなので、いわば当たり前だが、日本人の学生からそういう反応を受けたことはない。物理学には質量という概念があるが、これはなんでもないようで、じつは難しい。私自身、いまだに「わかっている」とは言えない。マテリアリズムを日本語では唯物論と訳すが、マテリアルは「物」ではない。日本語で「物」はモノという感じになり、具体的な個々の実体を指してしまうことが多い。本書でも死体はモノか、という議論が出てくるが、これは日本語の世界で生じる問題である。質量を考えたら、生きていようが死んでいようが変わりはないわけで、生死と物質性は無関係である。

「どうしてそういうことを考えるのですか」。この種の質問は何度も受けた。私も特に考えたいわけではない。ただ仕事をしていると、ひとりでに考えざるを得なくなるのである。多くの人が「考えない」のは、考えても答えが出ないと感じているからではないか。考えるのは、答えを得るためではない。頭の中で問題をきちんと位置付けるためである。答えは関係ない。答えは出ることも、出ないこともある。答えが出ないまま、あとは放っておく。位置付けがちゃんとしていれば、いずれ答えが「やってくる」。問題が正しく位置付けられていれば、おのずから答えが出る。そのために自分の頭を整理しているのである。自分の頭の整理だから、他人に頼んでもダメ。いくら勉強してもダメ。自分の頭なんだから、他人の知恵を借りてもムダである。そこを間違えて、他人の考えを聞けば聞くほど、ものがわかるようになると思う人が多いのではなかろうか。問題なのは他人の頭ではなくて、自分の頭なんだから、自分の頭の中くらい、自分で整理しなきゃダメである。

「自分で考えろ」とよく言うが、考えるのは、自分以外にあるか。「みんなで考えましょう」というのが日本流だが、考えるのは自分に決まっている。どうやったら、「みんなで考え」られるんだろう。自分とか個性とか言いながら、「みんなで考えましょう」というのは、なんたる世界か。若者が混乱して当然である。

「考える」とは「自分の頭の整理だ」と学校では教えないと思う。ただ勉強しろ、と言うだけ。だから、なにを、どう学んだらいいのか、わかりません、という結果になる。そこからまず考えればいいじゃないか。私ならそう思う。考えたくないんです。そう言われそうである。それなら考えなければいい。

先週、週刊誌の取材があって、「ジャニーズ問題をどう思いますか」と訊かれた。「なにそれ、全然わかりません」と言うしかなかった。実際にそうなんだから仕方がない。そんな問題知っていても知らなくても私は困らない。虫が採れなくなるわけではないし、明日から歩けなくなるというわけでもない。多くの人が多くの「問題」について、似たような態度をとっていると思う。

自分とは無関係だから関心を持たないことにする。これも頭の整理術の一つで、根本的には私は自然にしか関心を持たない。先年、地方を訪問したときに、修理中の古いお城を見せてくださると、市の職員の方が親切に声をかけてくださった。「私は人の作ったものに関心がありません」とお断りしたが、せっかく親切に言ってくださったのに、とやや心が痛んだ。

私の視点からジャニーズ問題を語ることはできる。性被害の問題らしいから、これは意識で作られた社会と身体性の相克である。性はヒトの自然性の一つで、これを断固意識的にコントロールしようというのが現代なんだから、「問題」が起こって当然である。男女平等の問題も同じで、セックスつまり自然としての性と、ジェンダーつまり社会的な性区分の折り合わせだから、「問題」が起こるに決まっている。ジャニーズ問題をそこから滔々《とうとう》と論じてもできないことはないけれど、アホらしいからやめた。本書を読んで「考えること」を少しでも「考えて」くだされば幸いだと思う。

二〇二三年　九月　　養老孟司

まえがき（扶桑社新書『ヒトはなぜ、ゴキブリを嫌うのか？～脳化社会の生き方～』再録）

この本は二〇〇一年に『脳と自然と日本』と題して白日社から刊行された単行本を、あらためて新書化したものです。講演録なので、各章がある程度独立した内容になっています。以来二〇年近く経っていますが、日本社会は当時とあまり変化していない面があります。経済が典型的で、ずっとデフレです。むろん少子高齢化も変わっていません。その根本は都市化だという当時からの私の意見も、ですから変わっていませんし、変わりようがありません。

おしゃべりしながら書くというわけにいきませんから、講演はだれかが記録してくださったものです。せっかく記録してくださったので、最初の単行本では、もとの形をできるだけ残しました。でもいま読んでみると、かなり読みにくいところがありますす。だから今回はすっかり書き直しました。

都市は実質的にはモノを生み出しません。田畑があるわけではないし、石油が掘れるわけでもないし、樹木がたくさん育つこともありません。政治や金融や人と人の関係は栄えますが、モノつまり自然は田舎に任せたままです。すでに鴨長明は『方丈記』のなかで、「都のものはすべて田舎を源にするものにて」と喝破しています。

　ヒトが本当に豊かになる、なにかを実質的に手に入れる、それは自然から収奪するしかありません。それでなければ、いわゆるゼロサム・ゲームになります。つまりだれかのお金を貰って、自分の懐に入れるしかない。お金は「お金を使う権利」を意味しているからです。その権利は持っているお金の額で計ることができます。だから貧乏人はお金を使う権利がない。江戸の長屋の貧乏人が、借金取りに「ないものはしょうがねえ」と啖呵を切っていますが、お金がないということは、使う権利がないんだからしょうがないんですね。金融経済というのは、要するにお金を使う権利のやり取りだと、私は理解しています。その理解がそれで十分かどうか、それは知りませんけどね。

　現代社会では、自然からの収奪が限度に来ている。それが一つの結論です。地球が狭くなったというのは、そのことです。たとえば森を例にとってみます。全世界で一年間に消失する森林の面積は五〇〇〇万ヘクタール。専門家にそう教わりました。これではピンと来ないので、日本全体の森林面積を考えます。二五〇〇万ヘクタールです。それなら現在の世界での森林の喪失速度は、五年間で日本全体が裸になるという勢いです。

　自然からの収奪の典型はエネルギーでしょうね。現在の日本人は江戸時代に比べて、一人あたり四〇倍のエネルギーを消費していると言われます。そのエネルギーの大部分は石油から得られます。その石油は地面に埋まっているのを掘り出しているのですから、使えばいずれなくなります。それで持続可能ということが盛んに言われるわけです。

身近で考えてみると、平成七（一九九五）年くらいから、銀行預金にほとんど利息が付かなくなりました。銀行は預かったお金の投資先を探すわけですが、それがないのです。資本つまりお金があっても、以前のようには、お金が増えません。平成の初めなら、定期預金には七パーセントくらいの利息が付きました。複利計算だと、一〇年で倍近くに増えるんですね。いまではそれは夢物語です。だから水野和夫さんはこれを「資本主義の終焉」と言っています。ヒトが自然から十分以上の利益を得ることができなくなってきたのです。十分以上というのは、投資した以上の利益という意味です。

ここ二〇年以上、我が国のＧＤＰは減少し、人口は減り始め、国力の低下が心配されています。これは結果であって、原因ではありません。直接の原因は自然からの収奪が限度に来たことです。ではさらにその原因はなんだろうか。私はそれをずっと論じてきたつもりです。じつはなんでもないことだと思います。ヒトの意識の世界がすべてになっていったからです。具体的には都市という存在がそれを示しています。都市はすでに述べたように、じつはなにも生み出さない。都市だけが孤立して存在する状態を考えたら、すぐにわかります。

具体的に都市化が進むのは、頭の中だけになってきたからです。「ああすれば、こうなる」という形でものを考える。それが悪いということではありません。でもものごとには程度があります。それがすべてになってしまうと、あちこちに具合の悪いところが出てきてしまいます。自分の寿命を思えば、すぐにわかります。いつまでも生きているわけにはいかない。じゃあ、いつまでかというと、それがわからない。先行きが心配だからと、お金を貯めておくのですが、いくら貯めたら十分か、それもわからない。考えたらわかることもありますが、わからないこともたくさんあるわけです。

わからないときはどうするかと言ったら、覚悟するしかないわけです。その覚悟は死語になっています。なにしろ危機管理なんて言うんですからね。管理できない状態を認めていないのです。地震があっても台風が来てもそうですが、かならずしも管理できない。これも頭の中が優先してきた証拠ですね。頭で考えたら、なんとかすればいいだろう、ということになります。じゃあどうするかって、私はヒトはあらゆる事態に対処できるほど、頭はよくないと思っています。

仕方がないから、どうしたかというと、今度はＡＩだというわけです。人工知能に考えてもらえばいい。まだ考えてやることを、あきらめていないんですね。でもそれをやっていると、今度はＡＩがヒトを置き換えるなんて話になってくる。シンギュラリティーといって、コンピュータの学習能力がどんどん進み、やがて自分で自分を改良するような時期が来る。そうなれば、まさにヒトが要らなくなるというわけです。どこかで話が逆転してしまいました。ヒトの道具だったものが、いつの間にか主人公になってしまった。その原因はと考えてみると、考えることを優先するからですね。それでうまく行くところはどんどん進んでしまう。ところがヒト自身のほうは簡単には変わりません。だからヒトのほうが置いてきぼりを食らって、お前なんか要らないよ、という話になってきたわけです。

ここまでくればいくらなんでもヒトが反省するだろう。そう思っていろいろ言うのですが、どうもまだダメみたいですね。この講演録は二〇年前にした話ですが、でもべつに本音は変わっていませんよ。とくに中身を訂正する必要も感じませんでした。

では先行き、真っ暗か。もちろん違います。地方へ移住する人は増えています。頭の中で考えるより、実際に現在を生きてみようと思う人が増えているわけです。たぶんいちばん遅れているのは、政治とか経済界とかの、偉い人たちではないでしょうか。そういう人たちは現在のシステムの上に乗ってしまっていますから、システムが変わるときには、どうしても出遅れてしまいます。それで当面の利益を得ている以上、既成のシステムを変えようとも思いませんからね。テレビや新聞のようなメディアもそうでしょうね。これだけお金をかけて高速道路網を作ってしまったんだから、いまさら車社会を変えるわけにはいかないよ。万事がそういうふうになってしまう。大きな投資をしてしまったら、そのときは立派で役に立つように見えますが、じつは維持費が大変なんですね。大きいものだから当然です。物理ではこれを慣性と言います。重たいものがいったん動き出したら、止めるのは容易ではない。まあ、石油が切れるまでいまの状況を続けるでしょうね。

ヒトにはどれだけのものが必要か。それを考えたら、すぐにわかるんじゃないでしょうか。大したものは要りません。昔の人は起きて半畳、寝て一畳なんて言ってました。これは居住空間の話ですが、万事に通じますね。べつに貧乏暮らしを勧めるわけではありません。テキトーでいいだろうと言っているのです。国でも会社でも都市でも、巨大なものにヒトはだまされる。そろそろそれを学んだ方がいいんじゃないでしょうか。

二〇一八年　十一月

養老孟司

こう考えると、うまくいく。～脳化社会の歩き方～◉目次

文庫版まえがき 2
まえがき（扶桑社新書『ヒトはなぜ、ゴキブリを嫌うのか？～脳化社会の生き方～』再録） 8

■現実とはなにか 〈東海ちけんだいがくにて講演〉

意識は、なぜあるのか？ 21

脳の機能の基本は、コンピュータと同じである 22
意識はひとつではない 23
意識とは、自分の脳がどう働くかを知っているということ 27
感情とは、脳のバイアスである 31

■自然と人間〈大正大学仏陀会にて講演〉
人間は死んだら「モノ」なのか？「ヒト」なのか？ 43
人間は死んだら「モノ」なのか「ヒト」なのか？ 44
死体には三種類ある 46
人間は人工物ではなく、本来自然の存在 49
荻生徂徠がいう「米は米、豆は豆」とは？ 55
社会の中で宗教が果たしてきた〝ブラックボックス〟の役割 56
自然を破壊してきた文明は強い 58
■からだと表現〈全国大学保健管理協会にて講演〉
人間は「人工身体」と「自然身体」の二つのからだを持っている 65
いったい身体とは何か？ 66

日本では死者と生者をきれいに断ち切る 69
数字で一般化された身体……「人工身体」 74
歴史の上に立った身体……「自然身体」 83
「人工身体」と「自然身体」の埋まらない対立 85
原理が違う、首から上と首から下の運動 90
戦後、縮小していく身体表現と、肥大していく言語表現 94

■構造から見た建築と解剖 〈日本建築学会にて講演〉

人工（脳）と自然（身体）との釣り合いこそ重要である 99
構造を見るうえで大事な五つの観点 100
我々は目玉でものを見ているわけではない 112
人工（脳）と自然（身体）との釣り合いこそ重要である 115

■ゆとりある生活の創造　〈教育委員会連合会にて講演〉

人間は、意識だけでできているわけではない　119
都市化を拒否している幸福の国・ブータン　120
なぜ、ヨーロッパの都市は城壁で囲うのか？　122
都市の中で、やむなく発生してしまうもの、それが人間の身体　126
人間は、意識だけでできているわけではない　132
ブータンと日本の小学生を、一年取り替えてみたらどうだろう　138

■現代社会と脳　〈新宿区立女性情報センターにて講演〉

「男」と「女」という言葉ができたとき、性の連続が断ち切られた　143
自然の中では、男と女の違いを分けることはできない　144
男か女かわからない人は、自然にできてしまう　148
人間が持っている自然は、女性に強く表れる　151

■ヒトを見る目〈おしゃべり新年会にて講演〉

人間は、自分ができることの説明ができない 157

人は自分で自分のやっていることを、よくわかっていない 158

なぜ宮本武蔵は、一度も敗れなかったのか？ 169

■子どもと自然〈鎌倉愛育園にて講演〉

子どもを育てるとは「手入れ」をすること 171

鎌倉の松は、なぜ消えてしまったのか？ 172

結局、「身に付いたもの」だけが財産となる 179

なんで親は、子どもの教育に自信をもてなくなってしまったのか？ 183

子どものものを削って、大人のものをつくる時代になった 187

都市とは、人間の考えたものしか置かないという約束のあるところ 190

現在がどんどん大きくなって未来を食っていく 195

子どもを育てるとは「手入れ」をすること 200

メメント・モリ＝死を忘れるな 209

■情報化社会と脳 〈NTT DATAサマーフォーラムにて講演〉

「ああすれば、こうなる」だけになった現代社会 215
脳を取り出して見てみる 216
脳の出力は運動しかない 219
人によって違う「現実」を統制するのが世間 226
五感だけではない「美しい」「正しい」と感じる現実 229
「ああすれば、こうなる」だけになった現代社会 234
自然とは「ああすれば、こうなる」が成り立たない世界 235
すでに都心ではバーチャル・リアリティになっている 241

あとがき 〈『脳と自然と日本』再録〉 246

初出一覧 250

■現実とはなにか　〈東海ちけんだいがくにて講演〉

意識は、なぜあるのか？

脳の機能の基本は、コンピュータと同じである

脳をどのように考えるか、おそらく現代社会でいちばん通りがいい見方は、脳を「情報系」と見ることです。脳が情報を取り扱う器官だということは、よくわかると思います。脳には一方から入力が入って、他方、脳から出力が出る。入力と出力の間に介在して、さまざまな調整を加えるのが脳。こう考えるとわかりやすい。ということは、コンピュータと同じだということです。

具体的には、見る、聞く、触る、味わうといった感覚が脳への入力となって、その入力によって脳の中で何かが起こって、出力が出てきます。その出力とは何かというと、普通の状態で言えば運動です。

今皆さん私の話を聞いてメモをとっている。それは私の出している音声が入力として入って、それが言語として理解され、さらにそれが指の運動によって外に出される、その種の機械が脳です。そう考えると、そう面倒くさい問題ではない。出力は運動だけに限らず、汗をかくとか、ホタルが光るとかいくつかありますが。ただし人の場合、出力はすべて運動で、これは骨格筋に完全に頼っています。一般的に我々が日常生活

で脳を考える場合に、出力としては筋肉、入力は五感と考えてよいと思います。

脳をこう考えますと、多くの方が直ちに疑問を持つ。それは、入出力系として脳を考えた場合、非常に困ることが脳にあるからです。その典型が意識と呼ばれるものです。こんなものはコンピュータにないでしょう。もう一つは感情です。コンピュータが怒ったり泣いたりはしないでしょう。いきなりこんな話をするのはかなり極端だと思いますが、最初から話します。

意識はひとつではない

まず意識とは何かという問題です。ご存じのように意識とは脳が自分の機能を知っていることです。脳の機能を繰り返している。自分はこう考えているんだな、というようなことですね。そういうことから考えると、意識というのは単一な要素でできていないだろうということが想像され、事実そうです。

つまり我々が意識を保つためには、脳の中の複数の場所が活動しているということです。それは脳幹《のうかん》と大脳皮質《だいのうひしつ》です。この脳幹と大脳皮質の両方が健全でないと意識がなくなります。ただし、意識には種類があります。

皆さん方の意識もある状態を典型的に毎日繰り返しています。日中は覚醒《かくせい》していますが、夜になると眠っています。覚醒した状態でも半分居眠りをしている状態があります。

それから同じ寝ていても、夢を見ている状態と完全に眠って熟睡している状態は違います。

皆さん方が毎日寝ているときに脳幹から大脳に指令が行っているわけですが、起きているときは脳に非常に細かい波が出ている。

脳波計というのは表面に電極を当てて脳の中で起こっている大きな電位変化を記録する機械です。表面に電極を当てていますから大脳皮質の活動しかわかりません。表面の定期的な活動がまずもろに出てくる。非常に細かい波を呈しているときは、奥の方は計算で導出するしかない。

覚醒時の脳波は細かい波がたくさん出ています。寝ている状態でも、覚醒時とまったく同じような細かい波が出ている状態が繰り返し起こっています。つまり、外から見ると寝ているのだけど、覚醒時の脳波が出ている時期がある。

それに対して、いわゆる睡眠の脳波はα波と呼んでいますが、これは細かい波ではなくて、ある一定の周期性を持った、ゆっくりした波です。これは寝ていることを表しています。

寝ているのに覚醒時の脳波が出ているのは、夢を見ている状態です。これをレム睡眠といいます。ぐっすり寝ている状態と、夢を見ている状態は、一晩の間に繰り返し起こっています。

これでおわかりのように、意識は一つではないということです。寝ている状態であっても一つではないし、起きている状態でも一つではない。それから臨死体験はさらに特殊な意識状態です。

意識は自分が何をしているかをある程度知っています。では、いったいなぜこんなものがあるのでしょうか。

意識があるのは人間だけだという考え方がありますが、これはどうだかわかりません。ネコにも寝ているときと起きているときがあって、寝ているときにはレム睡眠と普通の睡眠の両方がちゃんとありますから、ネコもある程度意識があるのでしょう。

ヒトの場合、意識の有無を典型的に示しているのは言語です。怪我をして倒れていて、意識があるのかないのかはっきりしない人でも、口をきいたら、大体の人は意識が戻ったというふうにお考えでしょう。人の場合は言語がほとんど意識と等しく置かれています。

では言語とはどういうものでしょうか。言語とは非常に短く表現しますと、さまざまな脳の活動を共通して使う機能であるということです。端的にいうと、特に近代言語は、目と耳、つまり視覚系、聴覚系の二つの情報系を共通処理する規則です。

皆さんは私の話が耳から入っている。それをメモしていますが、メモした文字は目から入る。耳から入っても、目から入っても同じ日本語です。これは情報処理系としては、非常に奇妙なもので、テレビカメラを通してもマイクを通しても同じ情報だということです。それが言語の規則です。

そもそも、目から入ったものと耳から入ったものが共通に処理できるという保証など、どこにもないのです。ヒトの脳は、勝手に目から入ったものと耳から入ったものを共通にすることができる。ヒトの脳はそうなってしまったとしか、言いようがありません。

意識とは、自分の脳がどう働くかを知っているということ

大脳皮質を一枚の膜とお考えください。新聞紙ぐらいの大きさの膜です。その膜を頭蓋内という狭いところに押し込めるから、脳の表面が皺だらけになるわけです。目から入ったものは脳のどこへくるかというと、大脳皮質のいちばん後ろ、後頭葉に情報が伝わります。耳からの入力は側頭葉にやってきます。つまり、大脳皮質の端っこの場所に目からの刺激がやってきて、横のところに耳からの音が入ってきます。

次に何をするのかというと、刺激は中継点をいくつか通り、視床から大脳皮質に送られます。皮質ではさらに、一次、二次から高次の中枢へ送られることになります。それぞれの次のエリアで別な処理をします。

例えば皆さん方の目に映っている像はどんなものかというと、写真そのもののような点の集合です。点の集合だけなのに、次の中継点では直線をつくったり、角をつくったり、コントラストを付けたりします。網膜にはただ光の濃淡が点灯して、それを後ろに持ってきて、さまざまな処理をしていきます。

目に見えている視野全体がいっぺんに処理されていかないと、何にも見たことにな

りませんから、脳の中に入っても絶えず同じ像が繰り返されて処理されていきます。ですから皮質の一次視覚領の中に映っている姿は、皆さんの網膜に映ってる像を縮小している。じつはそのままではないのですが、そういう感じで次々に処理しています。

ですから、直観的には、大脳皮質の中を波が伝わっているとお考えください。情報処理の波が。耳の方も同じことをやります。すると同じ大脳皮質の中で、目から来た波と耳から来た波とがぶつかってしまう。じつはそこに発生するのが言語であり、ここから運動系に繋がって行って、運動系から口に出てきて、しゃべっているのです。

言語が意識の典型とされているのは、大脳皮質の中の諸感覚と連動した部分に、間違いなく意識の重要な部分があるからです。

そういう形で意識が存在しています。なぜ存在するのか。これはヒトが社会生活をするから意識が発達した、と私は考えています。意識は、自分の脳がどういうふうに働くか、それを知っていることです。そうしますと、社会生活をしているときに、自分の脳が何をしてるか知っていますと、他人の脳が何をするかが理解できる。商売なんかほとんどそうです。他人が何を考えているかを考えて、儲《もう》かると思ってやるわけですから。

皆さんは、これは他人の脳の理解だと誤解しているかもしれませんが、自分の脳の理解がすべてです。それを典型的に示しているのは、皆さん方の脳がなくなったら、他人のことを知っているつもりでも何もわからない。じつは本当に知っているのは自分の脳だけです。

そういう意味で、社会生活をしていく場合に、もし、自分の脳が何をしているかをよりよく知ることができる能力が発達するとしますと、他人の脳の理解が進み、有利ですね。

さて、このように五感から入った情報を我々の脳はちゃんと一緒にしているのですから、そのためにも意識というのは重要です。我々が持っている五感をモジュールと呼んでいるんですが、この一つ一つの異なったモジュールの中にもまた、異なったモジュール、つまりもっと小さなモジュールがあります。

たとえば、視覚ですと物の色を見ると同時に形も見ます。それから運動も見ます。これらはそれぞれ、脳の中の違った場所で処理します。そういうときに全体を統合する自己意識がないと、脳の働きはおそらくバラバラになってくる。

実際にそれが起こりうる。それが分裂病（統合失調症）の患者さんに典型的に見られます。分裂病という名前はまさにそこにあるわけで、自分の脳の中で起こっていることであるにもかかわらず、分裂病の患者さんはそれは自分の脳内の範囲だということを認めない。それ自体が自分がやってることではないと感じる。

それをよく見てわかるんですが、もし五感を処理する部分がバラバラに発達していけば、人間の脳は五つになってしまう。それを統合するのが意識で、それが意識の発生のある意味の内的な必然性なのです。それが社会生活によってどんどん強化されるということがあるかもしれない。いちおう、私は意識をそういうふうに考えます。

ですから、そう考えるとコンピュータが意識を持っていないだろうということは比較的わかる。なぜかというと、現代のコンピュータは入力が極めて単調で、目とか耳とか鼻とか、舌とかに相当する分化を知らないからです。でも、さまざまな分化を知ったコンピュータを繋げていって中枢を組み立てていくと、いずれはコンピュータに意識がないといえる保証はなくなると私は思います。

感情とは、脳のバイアスである

次に感情ですが、コンピュータに感情がないと皆さんはおっしゃる。では感情とは何でしょうか？　感情の一番基礎にあるのは、大体において好き嫌いです。もちろんそうでない感情もありますが、基本的には好き嫌い。

いったい、好き嫌いは何のためにあるかということですが、コンピュータの学習プログラムを考えてみましょう。学習するコンピュータに同じ作業をやらせていると、どんどんうまくなります。最初は間違えますが、間違える確率がどんどん減ってくる。そういうプログラムをつくることができる。

プログラムをつくってる人に、学習を速くするにはどうするかと聞いてみると、非常に簡単でして、バイアスをかける。どういうことかというと、どちらか一方を選ぶような場合、コンピュータは律儀に計算しますから、時々非常に面倒なことになります。つまり、どっちに行ったら有利かという計算をずーっとやってると計算が終わらない。あまりにも微妙な差しかないので、計算が終わらない。

こういうときどうするか、ある程度以上計算して数字が細かくなったら、「お前は右に行け」と判断させることです。

それを主観的に意識はどう言うかというと「右が好きだ」というのです。我々の脳を考えたときに皆さんもよくおわかりになると思いますが、好きな話は聞くが、嫌いな話は聞かない。好きなことはやるが、嫌いなことはやらない。これがバイアスです。バイアスをかけていると、不思議なことに、直観的に理解できるのは、学習が速くなるということです。つまり好き嫌いがあると、学習が遅くなったり、速くなったりする。

我々の脳に好き嫌いが発生したのは、進化の過程で遺伝子の中にそういうものが五億年の間に発生してきたのです。実際に遺伝子を持っている動物はみんなある種の好き嫌いがある。たとえばそれを趨光性《すうこうせい》とか趨気性《すうきせい》とか呼んでいます。趨光性は光の方に行く。

皆さん方が庭でご覧になるダンゴムシですが、捕まえると玉になって、コロコロ転がる。あれは、石の下に集まるという習性がありますが、なぜ石の下に集まるのかというと、乾いたところにダンゴムシを置くと運動が盛んになる。乾いたところにいると運動するしかないので運動する。で、湿ったところに行くと運動が止まりますので自然に湿ったところに集まる。

それを、湿ったところが好きだというふうに見るかどうかですが、明らかにあるバイアスです。感情というのは基本的にそこから発生しています。ですから感情は入出力装置の何に相当するかというと、情報の重みづけです。

重みづけを持たないコンピュータは馬鹿なコンピュータです。ご存じの通り、律儀に機械的に大変なエネルギーを使って計算をし続ける。こう考えますと、コンピュータと感情の間にはそう本質的な差はない。ただし、感情と論理回路とはおそらく違っていまして、論理回路はまさに論理回路であって、コンピュータにそのまま入れることはできますが、感情は感性的なものであって簡単に入れることはできません。


それでは、私どもの脳はいったい基本的にはどういう働きをしているのか？　第一に脳がやってることは合目的《ごうもくてき》な行動です。

その前に重要なことは、私どものすることは基本的にすべて脳がやっているということです。基本的に人間のすることの中で一番目立つことは、第一に、何かのために何かをするということです。そこらへんはっきりしないこともありますが、もう少し別の表現で言いますと、我々は何かを予測（プレディクト）して、その結果、物事を英語で言えばコントロールしています。

プレディクションとコントロールが現代生活のほとんどを占めていることにお気づきでない方が非常に多い。今日、私は愛知県中小企業センターで七時から何かの話をすると決めます。これは昨日、あるいは半月前の段階ではプレディクション。そうすると、それは何処にあって、どういう工夫をすればそこに行けるかということを考えますので、この場合は当然ながら情報を得ます。皆さん方も今日ここに来られたのは何らかのプレディクションがあったからです。

私は今日、ある晩餐会に出られないと伝えましたが、同時に二カ所に行くわけにはいきませんのでここに来るしかない。つまり私自身が私を制御するからであって、それを社会では管理と言っている。つまり自己管理をしている。

情報管理社会は、情報を管理するのではなくて自分を管理する。このように現代社会の基本は、プレディクションとコントロールだけで成り立っている。株を買うにしたって、つまり来年どうするかという計画を立てて、そのためにいくら予算が必要だということを計算して、それを実現するように毎日努力しているわけですから、これは自己制御以外の何物でもない。

私は昆虫が大好きで、子どもの頃はファーブルの本を大事に抱えていました。あれを読んでいると、昆虫は極めて効率的に行動している。やることなすことにいちいち意味がある。そういう意味のある行動を彼らは考えてやってるわけではないから、昔の人はそれを「本能」と呼んで、ある意味で馬鹿にしていた。

しかしよく考えてみますと、この本能は何処に入ってるか？　親子代々、ハチの親から子に、その子から孫にというふうにその性質はずっと伝えられますが、本能は遺伝子に入ってる。つまり遺伝子系。

基本的には本能の中に合目的《ごうもくてき》的行動があって、ハチが青虫を捕まえて暴れないように青虫の神経節に針を刺す。なぜそこを刺すか？　そこを刺すと青虫は動かなくなるが、死にません。死なないので腐らない。そこにハチは卵を産んで子が生まれ、ハチの子どもは青虫が死なないように食って成長する。

そのようなことをするのは、すべて本能の遺伝子系中にそういう構造が入っていて、ハチも小さいけれど、脳を持っていまして、その回路の中にこういう構造が組み込まれている。そういう行動がどういうふうに入っているのかというと、入出力の関係になっていて、ある行動をすると次の入力の引き金になって次の行動になる。

単純な例で言いますと、クモの雄が雌に言い寄るにはどうするか。クモっていうのは巣を張って待ってる。うっかり雄が巣にずかずかと入って行きますと、あっという間に雌に食われてしまう。しかもクモの巣は似ているから、この巣の真ん中にいるあの雌が自分と同じ種類の雌だということをどうやって確認するか。

そのためにクモは巣の端っこにまず行って、たとえば糸を二回引っ張ると同じ種類の雌ならば片足を上げる。片足が上がったら安全だから、もうちょっとチラチラッと近づいて、今度雄の方が片足を上げると雌がそれに反応して、今度は両足を上げる。

そうやってたとえば一〇段階ぐらいの行動の連鎖がある。途中でサインが違うと大急ぎで逃げる。それは違う種類だということです。そういう形で、脳の中に合目的的な行動が埋め込まれている。

脳をつくっているのは遺伝子ですが、きちんと遺伝子が働いてくれると、そういう脳ができて、その脳にある刺激が入ってくると、定型的な行動が連鎖として起こってくる。だから、脳の中にいわば合目的的な行動が入っていると言っていい。脳は人間になると非常に大きくなりますが、大きくなってもやってることはまったく同じなのです。

基本的に合目的的な行動になるように、つまりハチやクモがやってる行動と同じになるように、我々は行動しているだけであって、それを、意識の中では予測と統御というふうに、感情の場合と同じように内的に見てやっています。

それはどういうことかと言えば、小さい脳が基本的につくり上げたものを大きい脳が真似をしているわけです。そういう合目的的な行動は進化の過程でゆっくり積み重ねられてでき上がっている。試行錯誤の末にでき上がっているというふうに現代の進化論では説明している。

私は、生物の情報系は神経系と遺伝子系の二つしかないと考えています。この二つはある意味ではまったく違った情報系です。遺伝子系が担っているのは、典型的な物質的な情報で、神経系が担っているのは、機能的な情報です。

生物の特徴として挙げられるのが、合目的性と自発的な形態形成です。これは私が言ったのではなくて、ジャック・モノーというノーベル賞をもらった生物物理学者が言ったものです。

モノーがなぜこんなことをわざわざ書いているかといえば、一九世紀の科学について多少知識のある方、あるいは古い教育を受けた方はおわかりかと思いますが、この合目的性という言葉を見た瞬間に、違和感をお持ちになる。なぜなら合目的性という言葉は科学の中で使ってはいけないと言われていましたから。なぜかというと、一九世紀の科学では物質系の中に目的はないとしている。

しかし、生物を扱うようになると非常に困るのです。今、申し上げたように、生物の最も大きな特徴は合目的性です。モノーという人は生物を物質的に考えた人ですが、そういう人であるにもかかわらず、生物の特徴として合目的性ということをいきなり入れちゃった。

放っておいてもハエはハエ、ハチはハチ、ヒトはヒトになります。それが自発的形態形成です。同じように自発的形態形成をする例が無機物にもありますが、たとえば、結晶です。ある特定の物質はいつも同じ形の結晶をつくって成長します。しかしそれは生物かというと、合目的性を持ってない。自発的な形態形成はするけれども、合目的性はない。

生物の場合は、ご存じのようにＤＮＡが遺伝子系の特徴です。その遺伝子系が合目的性を持ち、その性質が今度は神経系という、もう一つの情報系に受け継がれて、右に述べてきたようなヒトの考え方の合目的性となり、我々の行動が発生してくる。結局は遺伝子の性質に則《のっと》っているわけです。

もう一つ、脳が行う重要なことは特に知覚系で、我々は世界がどういうものであるかを決めます。この働きをしているのは脳で、皆さん方が毎日行動をしている世界がどういうものであるかというイメージをつくっているわけです。

何が現実であるかを皆さんは頭の中で決めておられる。たとえば、オウムなどの教団に入っていれば普通の人とはかなり違った現実の意識になっても不思議はないんです。

何が現実かを決めているのは、胃でも肝臓でもなく脳です。いったい我々は何を現実と決めるのか？　第一に言えることは、脳の中にないものは存在しません。脳の中にないものは考えることができない。そもそも存在しないから現実になりようがない。第二番目に、脳の中にあるもので、現実と認められるか認められないかが違ってくる、それにはいろいろグレードがあるのはご存じの通りです。

一般的に皆さん方は何を現実だとお考えになるかというと、この机であるとか煙草《たばこ》、ライターといったそういうものを現実だと考えます。もう少し現実味が薄いものになってくると、夕焼け。夕焼けは確かにあるかと聞かれますと、あれは見えるだけです。見えるんだけど、匂いもないし味もないし、触れない。重さもない。あるようでないんで、空ははっきり見えるのだけど、それ以外は確かめられない。

そう考えると、皆さん方が一番強く現実だとお考えになるのは、五感のすべてから入るものです。ですから、私の場合は脳は間違いなく徹底的な現実なのです。なぜかというと、亡くなった方の脳を外に出すという仕事を私は三〇年やっていたからです。三〇年もやっていると、人間の頭の中にある脳の重さ、匂い、どうやって取り出すか、どのくらい力を入れたら脳の中にズブズブッと指が入るか、そんな感覚までわかるんです。皆さん方はまったくわからないでしょう。

でも今日はいくらか知ったわけですが、それでもこれはほんの一部に過ぎない。匂いがない。硬さも全然違っている。そういう意味で現実にはグレードがありますが、少なくとも皆さんがお考えになるのは、基本的には五感から入ってくるものを現実と考える。ただしそれだけじゃないよと必ず言われる。

もう一つの現実はリアリティです。これは日本語で「真善美」と訳すべきだと私は思っています。真に近いものこそ現実だと思ってる人の典型は数学者です。ただし、現実感が普通の人とはまったく違う活動に付着している。我々の場合は知覚的入力に近いところに現実が感覚として付着している。数学者の場合はもっと奥に入った脳の中の出来事を現実だと考えている。

その典型は哲学の中にたちまち出てくる。お気づきのように非常に有名なのはデカルトです。彼はすべては疑えると言った。なぜかと言えば、同じ感覚を与えてやれば時計を持ってるかのような感覚を起こす。ですが時計が本当にここにあるのかどうかわからない。しかし、デカルトは、そういうことを考えている自分の考えだけは疑えないと言った。デカルトはご存じのように数学者です。数学者は脳の中で起こることを実在であると考える人たちです。

一番古い代表はプラトンです。プラトンにとっては実在するものは「イデア」です。イデアというのは典型的に抽象的ですが、完全な世界です。だからプラトンにとって実在するものは人間で言えば人のイデアです。じゃ個々の人々というのは何か、具体的な人は感覚に与えられるが、それはイデアの不完全な現れです。

それを哲学の学説とお考えにならないでください。なぜかというと、それはプラトンの脳を言っている、デカルトの脳を言っている、からです。アリストテレスは何と言ったかというと、存在する物は個々のものであると言った。この考え方は、おそらく皆さんの考え方に近いと思います。しかし、プラトンの考えではない。これらを脳の現実感の話だとしないと、真理の議論と錯覚することになります。

中世になりますと、何を議論するかというと存在論です。存在とは何かということを議論するんですが、それはじつは「プラトンの脳とアリストテレスの脳がどう違うか」という議論です。

どう違うかというと、我々の脳は先ほど、感情と申し上げましたが、重みづけをするんですが、その重みづけの究極は何処へ行くのかというと、現実です。ある事物を現実と考えるか否か、それが人によって違うということです。

これは社会の中で大変な問題を起こしています。たとえば日本の戦前の社会と戦後の社会では、日本人の考える「現実」が違うということです。戦前は日本人は赤紙《あかがみ》一枚で誰も文句を言わずに兵隊に行った。今、防衛省からハガキが来て「あなたは召《しょう》集《しゅう》されたのでどこどこに集まれ」と言われてもほとんどの人が行かないと思いますね。

また、「国体」という言葉があって、終戦の条件に日本が出した唯一の条件は「国体を保持する」ということだった。しかし戦後の日本社会においては、七〇年前に日本の支配層が抱いたあの「国体」の現実感はウソのように消えてしまっています。

つまり社会の中で起きる「現実」というものも、多くの人がそれに現実感を持つか持たないかでまったく違ってしまうのです。

人間は死んだら「モノ」なのか？「ヒト」なのか？

自然と人間

〈大正大学仏陀会にて講演〉

人間は死んだら「モノ」なのか「ヒト」なのか？

私は解剖学が専門で、亡くなった方の身体を扱うという職業を、三〇年以上やっていますが、おかげでいろいろなことを勉強させていただきました。じつは私はカバンの中に子どもを持ってきています。胎児の標本です。最近このようなものができるようになりました。水を抜いて、樹脂によって固めてあります。

私はどういう感覚でこれを持っているかというと、人間の子どもを連れて歩いてるという感覚でいるわけです。普通の方はどうもそう思わないようです。「先生なんか人間がモノに見えるんじゃないですか」と言われます。若いときはそうかなとも思っていたんですが、だんだん腹が立ってくるわけです。

なんで腹が立つかというと、モノに見えるって言われても本人はそういう気がしない。じゃあ一体どういうふうに見えてるんだろうと自分で考えるわけです。

たとえば普通の方にこの標本を見せますとよく聞かれることがあります。要するにヒトに見えます。「この子、何カ月ですか」という質問です。

胎児をよく見たことがないという人がほとんどです。ですから大きさで月齢がほぼわかるんですよ、と説明します。この標本ですと大体十数センチ、二〇センチ足らずになります。

胎児の大きさからどのくらいの月数かというのを判断するのには、簡単な計算をします。一カ月から五カ月までは月数を二乗してセンチに直せば、大体頭からお尻までの大きさが出ます。ですから三カ月でしたら三×三が九、九センチということになります。じゃあ五カ月過ぎたらどうするかといったら、そこから先は五をかければよい。そこから先はちょっと伸びが遅くなりますので。五カ月でちょうど五×五、二五センチになります。六カ月になると五×六で三〇。七カ月になると五×七で三五。生まれるときは五〇センチ、五×一〇カ月ですね。

そのように概算しますと、この標本は四、五カ月になります。これはじつは女の子なんですけど、よく見ると、産毛まで残っていて、非常にきれいな標本です。

この子を見ると私は何を思うか。まずこの人は私より年上かな年下かな、と思います。というのはこれは大変古い標本で、大学にありました標本をこのような形に私が直したものなんです。この人が生きていると、ひょっとすると私と同い年かもしれないし、年上かもしれないし、年下かもしれない。この人にはこの人の親があり、一家眷属《けんぞく》といいますか、そういうものがあって、さまざまな事情があってここにこうやってきている。

この人の親戚、縁者と私がどこかで関わりあっているのかもしれないけれど、それは私にはわからない。非常に不思議な感じがします。「袖振《そで ふ》り合うも多生《たしょう》の縁《えん》」という、本当にそういう気がするわけですね。

死体には三種類ある

皆さん解剖というといろんなことを想像されるかもしれません。でも実際は、はなはだ散文的なものです。私の若いころには廊下にプラスチックのバケツなんか置いてあって、うっかり蓋《ふた》を取ると中に人間の頭が入ってたりしました。想像だけだとホラーの世界になっちゃうわけですが、慣れてまいりますと別に怖《こわ》くないんです。

現代では死んだヒトはモノだというふうに考えがちだと思います。

死体とはモノであると。私どもが扱っているのは亡くなったヒトの身体です。ですから、身体であるからモノだ、というふうに一般にはお考えになるわけです。しかしそうはいかない。死体が三種類あるということをほとんどの方はお考えにならない。

死体というのは実は人称の区別があります。これは文法で言う一人称、二人称、三人称の区別です。

一人称の死体とは何かといいますと、自分の死体です。これは経験に絶対ないものです。落語にあります。浅草の観音様《かんのん》で「お前が死んでるぞ」と言われて粗忽者《そこつもの》が大急ぎで見に行く。確かに俺《おれ》が死んでいるということを確認する。そこまではいいんですが、あそこに死んでるのが俺だとすると、この俺はだれだというのが落ちになっています。それでよくおわかりのように、人間は自分の死体を経験することができない。

私どもが解剖で扱っている死体は、そのうちの三人称の死体です。もう一つカテゴリーがあります。それは二人称の死体でして、これは何かといいますと、死んだ親、あるいは死んだ恋人であるとか奥さんであるとか、友であるとかそういうものです。これは私の定義では基本的には死んでないというしかない。

よく申し上げるんですけど、外へ出て道に出たら交通事故でだれか倒れていて、腹わたが出てしまい間違いなく死んでいる。体の緊張感がないから死んだヒトってすぐわかる。顔だけこっちを向いてる。その顔を見た瞬間に、それが自分の子どもであるとか親であるとかであれば、必ず側《そば》に寄っていくはずです。次に触《さわ》ります。手をかけます。そして声をかけるということをする。

それが他人だったらどうか。遠巻きにして面白がって見ているか逃げちゃうかどっちかだと思います。つまりそういうふうに考えると、そこにある死体に対する行動が一八〇度違うわけです。

二人称と三人称で一八〇度違いますから、そこにあるものは別なものというしかない。現代社会はある種の客観主義を持っていることは確かでして、その客観主義からすれば死体というのはたった一つの在り方しかない、つまり客観的な存在です。しかし私どもからすると、それはそうじゃありません。それは見る人の立場によって違って見えてくるものであって、少なくとも三通りに見えるものです。三通りという言い方はおかしいんですが、まあそう表現するしかない。

私の教室で起きたことですが、数年前にも遺族の方が教室にすっ飛んできたことがあります。その理由は、学生が亡くなった方をモノ扱いしてるんじゃないか。それが心配だから見せてくれというわけです。ちょうど解剖が始まる日でしたから、まだ傷がついてないので対面してくださいと申し上げて、お見せしたわけです。そしたら手を合わせてそのままお帰りになりまして、それで無事に終わりました。

私はこの標本はヒトだと申し上げたんですが、これがモノだという言い方がどこからきたかというのが私の長年の疑問でした。

人間は人工物ではなく、本来自然の存在

平成四（一九九二）年一月、脳死臨調の脳死後臓器移植に関する政府の臨時調査会の報告書が出ました。このような報告書には珍しく両論併記でした。つまり脳死後臓器移植に賛成および反対の両意見が併記され、反対意見は少数意見でした。

私は職業上読ませていただきましたが、少数意見の中に「死んだら人はモノである」と書いてある。モノであるなら、そこから臓器を取って移植してもいいように思われます。次の行を読んで納得したんですが、「なぜなら人権がないから」と書いてある。死者には人権がないからと。あ、ここを書いたのは法律家だなと思いました。それで納得したわけです。つまり法律の世界では生きてるヒトには人権があり、死んだヒトには人権がありません。それが人間の定義ということになります。なるほど法律家ならそう書くだろうと。

じつは、ヒトは生きているときから物体だと見れば物体であって、死体もまったくそれと同じものです。何にも変わりがありません。死ぬ前と死んだ後で体重は一切変化いたしません。これはかつてアメリカでそういう実験をやった人がいます。

死にそうな状態の患者さんに頼み込んで、自分がつくった特別なベッドに乗ってもらった。これは精密に体重が計れるようになっていまして、医者がご臨終ですと言って心臓が止まったときに目盛りが動くかどうかじっと見てて、全然動かなかったと報告しています。そういう意味では、ヒトは初めから物体であって、生きてるうちも物体ですが死んでからも物体である。物体性を持つと言ったほうがいいと思いますが、そう見ることができます。

今の少数意見の表現は、ヒトは死んだらモノ、ではそれをひっくり返せばどうなるか。生きていればヒト、そういうことです。しかし唯物論で言えば、生きていてもモノだが、死んでもモノだということです。ここに水を入れるものがあります。しかしここに穴がありますから花瓶《かびん》にもなります。例えば私がこれで女房を殴って殺したということになると凶器ということになる。同じものであるにもかかわらず名前が変わる。皆さんは今、椅子《いす》に腰掛けていますが、その椅子が不自由だからといって机の上に腰をかけるとすると、机が椅子になる。つまり人工物は使われる目的によって名前を変えていいということがわかります。

ところが皆さん方の名前は赤ん坊のときから六〇、七〇になっても名前は変わらない。私は自分のお宮参りのときの写真を持っています。私という赤ん坊が、いろんなものを着て、暖《あ》ったかそうな恰好《かっこう》で、ニコニコだかワアワアだか知りませんけど、とにかく適当な顔をして写ってます。それを見るとどうしても自分とは思えない。これは何か自分とは違うものです。

私の同級生にヤマサ醬油の家の跡取りがいました。代々喜左衛門《きざえもん》を名乗るようになっている。ある年にその同級生の名簿の名前が突然変わったのでびっくりしました。これは歌舞伎界なんかでもそうですが、いわゆる襲名《しゅうめい》です。社会的に決まったある種の役割につくと名前が変わる。これは社会の中で起こっていることであり、つまり人工のものに対しては状況によって名前が変わるということです。

つまり死んだらモノということの裏には、生きていればヒトという条件がある。では生きていればという条件ではヒトと名前がつけられ、死んでいるという条件ではモノというふうに名前がつけられる。それはじつは人工のものです。脳死臨調の少数意見の表現は、人間を人工物として見た意見である。あるいは社会的なものとして見た意見であるということがわかります。

問題は、ヒトは人工物ではなく、本来自然の存在だということです。自然の存在というのはどういう意味かというと、ヒトが設計してある目的をもってつくったものではない、という意味です。もし仮に設計者がいるとすれば、それは西洋でもどこでもそうですが、「神」と呼ばれるものであって、ヒトではありません。ヒトは基本的にある自然性を持っていまして、特に我々の身体は自然なんです。死んだらモノという見方は、人間をそういった自然の存在とは別な社会的な存在、あるいは、人工的な存在として見ている見方である。私はそう思うようになったわけです。

もう一〇年近く前になりますが、伊藤栄樹《しげき》という検事総長をやられた方が癌《がん》になり、亡くなる前に新潮社から本を出された。その題が『人は死ねばゴミになる』というものでした。私が皆さん方のご遺体をお預かりして、解剖しながらこれはゴミだと言ったら、遺族に殺されます。すべてを社会的に、つまり人間社会の尺度《しゃくど》で計ることができると多くの人は簡単に言いますが、私はそういうわけにまいりません。

人間社会の尺度と自然の尺度は非常に違います。たとえば生老病死《しょうろうびょうし》という言葉がそれを示しています。生まれて、年をとって、病を得て、死ぬ。これが人間の自然です。

生老病死はお釈迦《しゃか》様の若いときについての説話です。それまで「城」つまり町から出たことがなかった若いお釈迦様が、たまたま町から外に出る。当時の町というのは城郭都市です。町の周囲が四角く囲われており、四つの門がある。一つ一つの門を出たときに病人に会う、老人に会う、死人に会う、出家者に会う。それで世の無常を感じて出家する。そういう説話になっています。つまりその四角の中に囲まれている町、それがいま申し上げていた社会、人間のつくった世界です。この世界は我々の脳が考えてつくったもの、先ほど申し上げたようにそこにはすべて目的があります。ところが生老病死に代表される人間の自然、これは全然別のものです。

インドというのは非常に古い国で、おそらくはるか昔に城壁に囲まれた町をつくりました。ヨーロッパでは、ローマ人がそういう町をつくって、ヨーロッパに植民しました。周りにゲルマン人がいて、いつ攻めてくるかわからないということがありますから、四角い城壁を築いたわけです。現在そういう町がヨーロッパにたくさん残っています。ただし、すべてがローマ人がつくった城壁ではありません。この中、つまり城壁の中は典型的な人工空間です。そこに人間の意思がよく出ているので、この中は人が決めた約束事が通用する世界である、この中は自然ではない、ということです。城壁は町を守るだけではない。一種の「結界」なんです。

自然でないことがなぜ大事なのか。現在の我々のように安全な世界に住みついた人間にはわからないところがあるわけですが、自然の世界というのは危険です。そこでは予測ができない、統御ができない。つまりいつどこから狼《おおかみ》が出てくるかわからない。森の中で日が暮れたら怖くてしょうがないという世界です。人間はずっとその中で生きてきたわけで、これじゃとても大変だということで、大勢の人が集まって、ある安全な空間をつくったわけです。その中で我々が考えたことが実現するように、すべてのものが正体の知れたものであるような世界を創った。

しかし自然はそうじゃないわけです。ところがそういう人工の世界の中にずっと浸《つか》っていますと、何が起こるか。自然はあってはならないものだ、ということになる。この標本の子どもは自然なんですね。誰も設計していない。だからこれをゴロンと町の中に置いておきますと、騒動になります。自然物は基本的に社会というものに折り合わないという性質を持っている。それが死体の持っている問題点だ、ということがだんだんわかってくる。

だから例えば死体をモノと言うんですけど、それは苦しまぎれにモノとおっしゃってるんであって、モノと言えば生きてるうちから人間はモノです。大体ぶつかったら大変ですよ。走ってきて誰かにぶつかった覚えのある方もあるでしょうけど、大変痛い。モノに決まってますよ、相手の人は。相手が幽霊《ゆうれい》なら通り抜けられます。死んだ途端に人間がモノになるという、そんなバカな話はないんであって、それは単に名前を変えただけであるということはおわかりいただけると思います。

荻生徂徠がいう「米は米、豆は豆」とは？

最近の私の頭の中にある一番大きな問題の一つは、人工に対する自然という問題です。人工と自然。こういう問題を私が初めて考えたかというと、とんでもない話であって、ずっと昔から考えられて来たのです。

儒学《じゅがく》で有名な人は荻生《おぎゅう》徂徠《そらい》です。徂徠は江戸の学者ですが、『弁道』という本を書きました。そこで言います。「道は先王《せんのう》の道、天地自然の道にあらず」と。先王というのは先の王様と書きますが、つまり聖人がつくったものであるということをはっきり言います。つまり道というのは人為《じんい》である。この場合の「道」とは、社会のさまざまな規範、ルールですね。天然自然の道ではない。つまり自然と人為をはっきり分けます。そんなこと、当然じゃないか、いや、そうではありません。当時の儒学の正統は朱子学です。朱子学はなんというか。「天人一致」ですよ。社会の法則と自然の法則は究極的に一致する。一致しなければならない。日本の思想の特徴といっていいと思いますが、自然と人為をはっきり分けます。ですから徂徠はもっとわかりやすく言えば「米は米、豆は豆」と言います。

当時の儒教、江戸の初期の儒教では、だれでも道を知れば聖人になれると教えたわけです。しかし徂徠はそうは言いません。米は米、豆は豆で、豆は米にはならないし、米は豆にならないと言います。これは自然だからです。

まったく同じようなことを違う表現で言った人が二宮尊徳《にのみやそんとく》です。天道と人道を非常にはっきり分けます。たとえば家を建てる、塀がある。これは放っておくとどんどん壊れていって、屋根はいずれ雨漏《あまも》りするようになり、塀はいずれ崩れていってしまう。これは天道であると尊徳は言う。つまり私流に言えばそれは自然です。しかしそれを何とかして漏れないようにし、塀を補修して建てていくのが人道であると言います。つまりこれは人間のやることだと。

一度機会があれば、徂徠とか尊徳の書いたものをお読みになると、日本人の常識というものがそこにある程度出てくることがおわかりいただけると思います。

社会の中で宗教が果たしてきた〝ブラックボックス〟の役割

最近つくづく感じるのは、ご存じのように自然が失われていくということです。都市ではすべては人間のつくったものですから、そこには目的があり、意図があり、ちゃんとした価値があり、それがわかるようになっています。しかし自然はわからないと申し上げました。

じゃあ宗教はどこに属するかというと、宗教は根本的にわからんということを言うものです。それは一種の〝ブラックボックス〟であって、人間がすべてわかるわけじゃありませんよと。だから先ほど生老病死と申し上げた。

皆さん何で、どういう理由があって生まれたか。何の目的で生まれたか。どうして年をとるのか、一体どういう病気になるのか。なぜその病気にならなきゃいけないのか、そしていつ死ぬのか、なぜ死ななきゃならないのかわからないわけです。これは〝ブラックボックス〟です。

〝ブラックボックス〟をどこに置くか、どの程度評価するかということが、じつは社会の中で宗教が果たしてきた役割です。今私が自然と申し上げていること、それがまったくそうで、完全にはわからないものです。ところが、社会というものは、すでに申し上げたように、すべてがわかるようにつくられたものです。頭の中にあるものを出してきたんですから、ヒトにはわかるに決まってる。だから予想しなかったことが起こると不祥事と呼ぶのです。ところが自然はもともとわからなくて当たり前です。

宗教というのはそれを教えるものである、そういう役割を果たしてきたものじゃないかという気がします。それが現在弱くなってきたのは、人工化が非常に強くなったからです。死んだらヒトはこうなる。じつはそんなことはわからないわけです。わからないものを、なんとか頭の中に収める。そういう役割を本来宗教は持っていたように思います。

つまり、昔の人が暮らしていたときに自然が演じていた役割のようなものを、宗教がその後社会の中で持ってきた。ですからお釈迦様の話のように、生老病死という言葉が、四苦八苦《しくはっく》の四苦ですけども、昔から日本の言葉の中に残っています。それも人間の自然性を指してるのだろうと私は解釈しています。だから宗教のはじまりは自然宗教なんですね。

自然を破壊してきた文明は強い

このように考えてきますと、少し大げさな話になりますが、世界の歴史がちょっと違って見えてまいります。

先程はインドの話をしましたが、インドの状況はどうかというと、これは高度先進社会とは到底言えないわけです。非常に長い歴史がありますが、進歩史観から言えば停帯している。それでは今調子のいいところはどこか。西ヨーロッパ、そろそろ調子が落ちてきてるんじゃないか。それからアメリカ、日本、これが高度先進社会、技術社会と呼ばれている。こういうところの特徴は何か。

ヨーロッパは地中海の周辺地方と現在西ヨーロッパと呼ばれている地方の二つに分かれます。地中海の周辺は二〇〇〇年以上前に最盛期を迎えて、今は昔のようではない。北アフリカを含めてですね。

それから中近東においては、チグリス・ユーフラテスの流域は人類文明の発祥の地です。都市文明は紀元前五〇〇〇年、六〇〇〇年からでき上がっていますが、今どうなっているかというと、地中海沿岸によく似ています。あそこは昔はゾウもいたし、ライオンもいました。しかし今は全然いません。

インドはどうか。熱帯ですけど熱帯降雨林というのは一度切りますと再生いたしません。表土が流れてしまいます。雨期に表土が流れて一種の荒れ地を構成いたします。

中国はどうか、黄河《こうが》。黄河というのは泥が水の中に混ざって黄色くなっている。そして北京は黄塵万丈《こうじんばんじょう》、砂が飛ぶわけですね。なんであんなことになったか。それは二〇〇〇年以上前をお考えになればわかる。万里の長城をつくってます。あるいは秦《しん》の始皇帝《しこうてい》は兵馬俑《へいばよう》をつくってます。お墓に兵馬俑を置きました。千の桁に達する人間と馬の等身大の焼き物をつくってます。

二千何百年前にそういうものをつくったら、薪《まき》がどれだけ必要だったかをお考えください。その辺の森林を切って万里の長城の煉瓦《れんが》を焼き、兵馬俑の陶器を焼き、それ以外にも非常にたくさんのものをつくったはずです。したがってあの辺の森林は坊主になりました。すべて荒れ地に変わる。ですから黄塵万丈になって当たり前です。私は最近疑ってるんですが、黄河は中国人がつくったんじゃないかという気がします。

それと対照的なのが西ヨーロッパ。西ヨーロッパはじつは今汽車で旅行するとわかりますが、ゆるやかな平原がずっと続いてます。あれが全部森林だったんです。あれを中世以降一九世紀までかけて全部削ってきたのが西ヨーロッパです。

アメリカはここ二〇〇年間にわたってご存じのように西部がありました。そこに自然があったわけです。それを徹底的につぶしてきたところです。建国のころのアメリカの旅行記を読みますと、ロッキーのちょっとした山の上に登って遠くを見ると地平線が見えて、地平線までバッファローで埋まっていると書いてあります。そのバッファローが一時、一九世紀に五〇〇〇頭にまで減りました。

つまり自然と戦っているといいますか、自然と直面して生きている人は勢いがいい。

そういう文明は勢いがいいということです。いったんそれを失った文明はいわば歴史が停滞し、循環するということです。それがインドであり、あるいは中近東です。それに対して自然と直面してそれをいわば破壊するというのは、自然と直面している証拠です。そうして生きてきた時期の文明は強いということです。

日本人は江戸時代に、京都、大阪、江戸という当時の世界の中でも指折りの大都市というものを支えてきた。これは日本人が勤勉だったからというようによく言うんですが、中国人だってアメリカ人だってそれなりに勤勉です。日本の自然というのは非常に奥行きがある。再生力が強いわけです。これは非常に特殊な自然であると私は考えます。日本の文化はそういうものと直面して生きてきた文化です。

じゃあ中国はどうか。思想も諸子百家《しょしひゃっか》というようなさまざまな考え方の後、二〇〇〇年後はどうなったか。儒教だけが生き残ってまいります。諸子百家の中で儒家だけが生き残ってきたということは、東京のこういう建物の中に生き残る昆虫はゴキブリだけだというのとほとんど同じことだというふうに私は考えてます。

つまりそれだけ環境が単純化したんだということです。儒教の中に、つまり論語の中に自然に対する言及はありません。論語は何というか、論語は日本で言われるときは「厩《うまや》の火事」になります。「厩の火事」という落語がありまして、それは孔子様の弟子が先生のところにすっ飛んでくるわけです。「先生、厩が火事です」。そうすると孔子が何と言うかというと「人間に怪我《けが》はないか」と聞くわけです。孔子は偉いという話になるんですが日本では落語になるわけです。これは中国では美談だけど日本では落語になるというところにご注意ください。つまり馬という自然は、中国人にとっては人間のためのもの以外の何ものでもない。

かつて、ユン・チアンの『ワイルド・スワン』という小説がたいへん評判になりました。ある一家の歴史を書いたもので、その中で私が非常によく覚えているエピソードがあります。それは文化大革命の直前に大躍進政策というのを中国がやります。毛沢東思想で農村を改造する。そしてその結果こんな大きな豚ができたというので、大きな豚をトラックに乗せて田舎の村をずっと回るということが書いてあります。

その豚が張り子の豚なのです。中国では張り子の豚でいいんです。なぜなら自然が問題なのではない。豚が豚であることが問題なのではなくて、毛沢東思想の象徴としての豚。つまり毛沢東思想によれば豚はこういうふうに大きくなる。それがわかればいいんです。それが生きた豚であろうが張り子の豚であろうがそんなことは関係ない。それが人間社会というものです。そこでは自然の観念というものがない。

じゃあどうして自然がないのか。外部の自然、今自然保護ということをよく言われますが、外側の自然が失われていくことと、我々の心の中から自然が失われていくのとは、ほとんど並行した現象だと私は思います。外の自然がなくなるから人間の心の中の自然が失われていくという面もあれば、人間の心の中から自然という、つまり何ものともしれないもの、先の読めないもの、気味の悪いもの、そういう統制のできないもの、そういうものが失われていくにしたがって、外の自然が失われる。私はたぶんそれは並行した現象であるというふうに考えています。

そして、宗教というのは本来は、そのわからないものというものの実在を教えるために人間社会の中に存在していたものじゃないか。そういう役割を持ったものじゃなかったかというふうに考えているところです。

■からだと表現　〈全国大学保健管理協会にて講演〉

人間は「人工身体」と「自然身体」の二つのからだを持っている

いったい身体とは何か？

　今日は「からだと表現」と題させていただきました。だいたい医療関係の方は、人間の身体《からだ》が表現であるという考えはあまりおとりにならない。表現としての身体といいますと、ダンスとか演劇関係の方、俳優さんでしたら、ピンとくるのではないかと思うのです。じつはそのことが今日の一つの主題です。

　私は長いこと解剖をやっていまして、そういう仕事からだんだん身体とは何かを考えるようになりました。解剖の場合、ご存じのように身体がだんだん変形してまいります。これは自然に変わってくるわけではないんで、私が解剖するから相手が変わってくるわけです。その状態を遺族の方が見せてくれという。そういうときに私は途中からはお見せしなかった。なぜかと申しますと、解剖を実際にやっていますと、本人は相手の姿が変わっていくのはなぜかということは、よくわかっているわけです。自分で毎日毎日やっているわけですから。それを途中からいきなり見せられますと、変わり果てたという感じになるわけで、ご覧になるなら初めからどうぞ、と申し上げていました。

そこにも非常にはっきり出ていますが、つまり一般の社会的な関係の中で、身体はその人がその人であるところのもの、当人が当人であるそういうものを表していると、とらえていると思います。最近の若い人は時々寄って来ましてですね、「養老先生ですか」。「はい」と言うと、「握手してください」と言う。これがやはりその当人が当人であるという、その身体性を確認しているような、この人幽霊ではないなという、そういうことなのかなと、私はずっと思ってまいりました。

そんなことからぼちぼち考えてまいりますと、いったい身体とは何か、それが案外問題になってまいります。解剖の場合ですと身体がだんだん変わってまいりますが、じつは人間の身体は亡くなって放っておきますと、同じように変わってまいります。どんどん姿形が変化していく。それが嫌なものですから、どこの文化でも人が死にますと埋葬するのが普通です。

しかしこれは場所によってまったく違うので、ニューギニアあたりに行きますと、木を組んで、その上に亡くなった方をのせておきます。あっと言う間に虫が来てきれいにしてしまいます。骨になりますから、その骨を持って帰る。沖縄や中国の南の方では、亡くなりますと地面に埋めまして、そして本来はですね、一年経つと掘り出して、そのころにはきれいに骨になっていますから、そのお骨を洗って大きな瓶に納めて埋葬する。

埋葬の仕方はさまざまありまして、日本の場合には、ある時代から、亡くなった方が移り変わっていく姿を見ないようにするということが始まったように思います。それが非常に普及しまして、現在では誰でも亡くなりますと火葬にいたします。「大急ぎで火葬場に持っていって焼いてしまう」と私は言っていますが、これで当たり前だと思って暮らしていますと、面倒なことが起こるわけです。

以前、イランの方が日本で亡くなりまして、うっかり火葬してしまい、これが外交問題になった。イランの人は火葬を非常に嫌います。ヨーロッパ人は一般に火葬は残酷だという考えを持っています。ですから亡くなってもそのままの形でお棺に入れて、地下へ埋めるということをいたします。

アメリカですと「エンバーミング」ということをします。亡くなった方にお化粧して、修理をして、あたかも生きているような形に修正するという、これが葬儀屋さんの重要な仕事です。

死体の話をずっとしてまいりましたのは、それが一つの典型的な身体であって、そこに我々がどういうふうな扱いを施しているか、ということを簡単に申し上げようと思ったのです。

日本では死者と生者をきれいに断ち切る

そうは言っても皆さん方は、おそらく亡くなった後は何かが違うだろうとお考えになると思います。今日の主題はそれではないのですが、そこのところも念のためですので最初に少し申し上げておきたいと思います。

それは日本では亡くなったら最後、何か違うものになるという考えが非常に強いわけです。ですから死者と生者の間に非常に深い溝があると私は申し上げます。この溝はしかしながら、今イランの例で申しましたように、火葬と同じようにある種の文化的な習慣であって、人間がつくった溝です。

我々の文化はなぜか知りませんが、そういうものを非常にきれいに切る習慣があります。これを日本語でよく「けじめ」とか何とか言っていますが、まあきちっと切る。生きている人と死んでいる人は違うものだよということをまったくの常識として皆さん方はどこかでお持ちだと思います。

でもよく考えてみますと、そういうふうな切り方はうまくいかない。うまくいかない証拠にですね、脳死問題が浮上してまいります。実際に脳死の人を死んだ人と見なすか見なさないか、という議論を読んでいますと、面白いことを皆さん言っています。脳死の方を見て、とても死体とは思えなかったという方もある。皆さん方が死体とはこういうものだと、非常にはっきりとした観念をお持ちだということがよくわかる。しかし本当にそうかと考えますと、簡単ではないことがすぐわかります。

例えば腎臓でしたら死後移植が可能ですから、心拍停止、呼吸停止、瞳孔散大の三兆候が現れますとご臨終ですと医者が言って、それから一時間以内に腎臓を取り出して移植が可能です。これが皮膚でしたら、次の日でもたぶん大丈夫だと思います。なぜそんなことが私にわかるかというと、私は自分の皮膚を剝いで使っていましたから、よくわかっているのです。

自分の皮膚ですから実験に使うとですね、残りが出るともったいないのですね。どうしようかなあと思って、残ったやつをちょっとシャーレに入れて栄養液を垂らして冷蔵庫に入れておきますと、次の日でもちゃんと実験に使えます。だから一日ぐらいで死ぬものではないことがよくわかっています。まあそれは余計なことですが、日本人は非常にきれいに生きている人と死んでいる人を頭の中で切ります。

それが一番どこに出てくるかと言いますと、告別式なのですね。末期の患者さんをお見舞いしているぶんには何の問題もないわけです。しかしその方が亡くなりまして、最後のお見舞いが告別式ですが、告別式に行って、つまり最後にお見舞いをして帰ろうとすると、黒い服を着た人が何人も立っていまして、最近ですと葉書大の紙をくれます。これにご会葬御礼とある。まあそれだけならいいのですが、そこに小さな袋が付いていまして、塩が付いています。昨日までお見舞いして何でもなかった人を、今日お見舞いすると何で塩をくれるのか。

皆さんは亡くなった方を訪問して帰ってきたら塩をまくということは、ごく当たり前の常識だとお考えになります。しかしそれは私は典型的な死者に対する差別であると、申し上げています。

そういうことをしょっちゅうやっていますから、生きている人と死んでいる人は別だと思っているわけで、ですから名前を変えるわけですね。死んだら仏になっちゃいます。人によっては、死んだらモノと言われるわけですね。人間、モノだと思えばモノです。始めからモノなら死んでもモノだけのことであって、生きている、死んでいるということと、モノかモノではないかということとは関係がないのです。それをちゃんと議論いたしますと、じつは大変長いことになりますので（四四ページ参照）、もう申し上げません。

今日は表現としての身体、身体と表現ということでお話しするわけですが、ふだん目にするのとちょっと違う人間の姿を二つ思い出してください。

まず第一番目は、昔はシャム双生児と言っていまして、今は結合児と言っている子どもです。前にＮＨＫのＢＳ放送で、ヨーロッパで今生きているこういう子どもたちを取材した番組を流していまして、私は見て本当にびっくりいたしました。おわかりだと思いますが、日本ではこういう子どもは隠すことになっていまして、そもそも生まれたことにならないのです。多くの場合ですね。つまり「ないことになっている」のです。問題はこれはなぜこういう子どもがないことになるかということです。

次が単眼症ですが、実際にはこういう子どもも生まれてくるわけです。これも日本ではないことになっている。ご存じのようにこれが江戸時代ですと、一つ眼小僧になるわけです。

今のようなものをご覧になって、皆さんが何をお考えになるか、私はよく伺うのです。ああいうものを見たときに、自分が感じる感情ないしはさまざまな思いを、すべて言葉にできるか、つまり意識化できるかということが、まず大事ではないか。さらに我々が何かを感じることは間違いないのであって、したがってあの子どもたちが自分自身では何も意識はないにしても、あの身体そのものが表現であることは間違いないだろうと思います。

そうしますと、ああいう表現が日本の社会にないということは、率直に言えば、あの種の表現は日本では禁止されていると、こう言ったほうが正しいのではないかと思います。私はただ事実として申し上げているので、ああいう子どもが生まれるのは生まれるのですが、それが世の中に出ないわけですから、世の中の表現としては、あの種の表現は禁止されている。そう考えた瞬間に非常によく理解できますのは、九六年の三月三一日まで「らい予防法」が生きていたということです。

特定の疾患の人たちが社会に出てはいけないという法律がなぜ今まで生きてきたか。これはほとんどどなたも議論なさいませんが、非常に不思議なことであったわけで、しかしその理由は考えてみれば歴然としている。この病気はご存じのように身体が変形する病気です。身体の変形を日本人がいかに嫌うかということがよくわかるわけで、なぜそれを嫌うかと言いますと、ある種の表現はこの社会では許容されないのだと考えるとわかってまいります。そういう社会をつくっているのは皆さん方ですから、これをあまり言いますと嫌われるのですが、それぞれの方がこんなもの人前に出すものじゃないという感覚をどこかでお持ちなわけであって、これが差別とか何とか申し上げるのではなくて、「表現としての身体」あるいは「身体と表現」と申し上げたのは、まずそういうことなのです。

数字で一般化された身体……「人工身体」

それでは現在、私どもは身体をどう考えているかが問題です。そこで、ごく当たり前の血液検査の結果表を思い出してみてください。これは何かということなのですね。私はストレスが多いものですから胃が悪い。「胃が悪い、胃が悪い」と言いますと、女房が聞いているのが嫌になるらしく、「そんなに悪いのなら病院に行きなさい」とこう言う。「私も一緒に行ってあげるから行きましょう」と病院に連れて行かれちゃったのです、この前。

一緒に東大病院に行きまして、顔見知りの医者に診てもらう。「胃が悪いそうですね」「そうです」と言いますと、後は医者は何もしないでただ紙をくれる。見たら何のことはない、病院内の地図です。

最初の紙に従って行くと、トイレです。おしっこをとられる。次の紙を見ますと今度は血液検査。三人くらい看護師さんがおられて血液を採る。その次の所へ行きますと今度はレントゲン。それから次の所へ行きますと今度は胃カメラ。胃が悪いと余計なことを言ったものですから、薬を飲まされたり、注射をされたりしてゲエゲエ言いながらカメラを飲む。いろんなことを全部やりますとだいぶ時間がかかります。二人で検査を全部終わったら午後になってしまいまして、二人で顔を見合わせまして、「丈夫でないと病院なんかこれないな」。

それで医者の所へ行って、医者は何と言うかというと、何にも言わない。要するに一週間たったら検査の結果が出るからまた来てくださいと、これでおしまいです。

一週間たって行くと今度は紙をくれるのではなくて、私の顔をちらっと見て誰だか確認したかと思うと、後は紙を見ているわけです。私は愕然として悟ったわけです。ああこの紙が俺の身体だなあと。

つまり現在の医学の中の身体はこれである。紙とか、CTだとか、MRI。CTとかMRIというのは絵で出てきますから、自分の身体そのものと思っている人がありますが、それはうそで、あれは数字です。数字を画像に変えている。コンピュータが変えているわけです。

これがすなわち一般化され普遍化された身体です。先ほど身体というのはその人がその人であるところのものと言いましたが、これはその人がその人であるところのものではなくて、誰でも同じ基準の上に立って計ったものです。

ですから検査結果にいろいろ書いてあるわけですが、右側が数字になっている。数字になってますから、これはお金と同じで典型的に普遍的なものです。これを私は、しょうがないから「透明な身体」とも呼んでいます。

透明だということは、きちっと数値化されることで、数値化には論理があります。でたらめに調べて数字にしているのではなく、「これは何ですよ」という理屈がわかって、その中で数値として表しているわけです。それでこういった数値を集めて、正常値とか異常値とかいうわけです。ではその根拠はどこにあるか。

次に、よくご存じの正規分布のグラフを思い出してください。理屈が全部わかっている話は別ですが、大体人間の身体なんていうのはわからないものですから、どうするかというと、これでいくわけです。人間の身体を数字にすると、大体こうなる。縦が人数で、横がその数値です。一番人数が多いところは、最高血圧でいえば約一二〇。一二〇あたりの人が一番人数が多い。

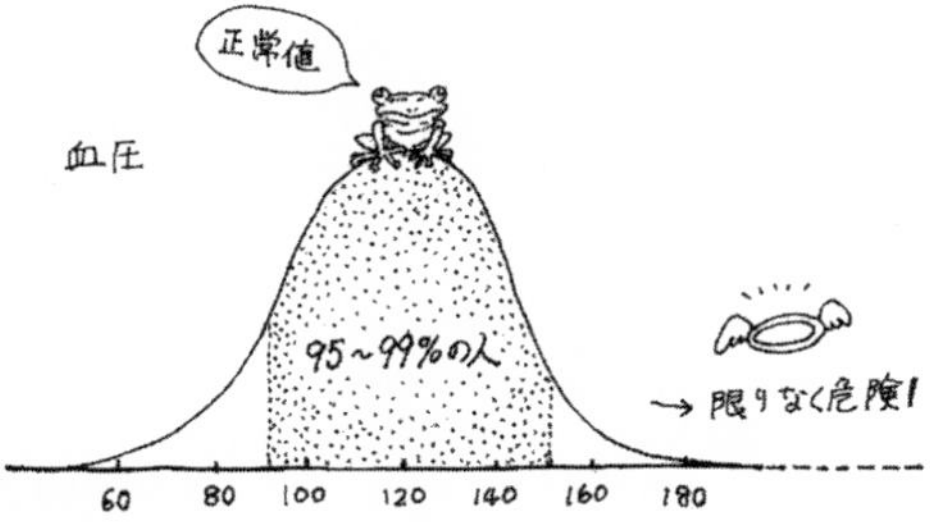
正常値
血圧
95〜99%の人
→ 限りなく危険!
60
80
100
120
140
160
180

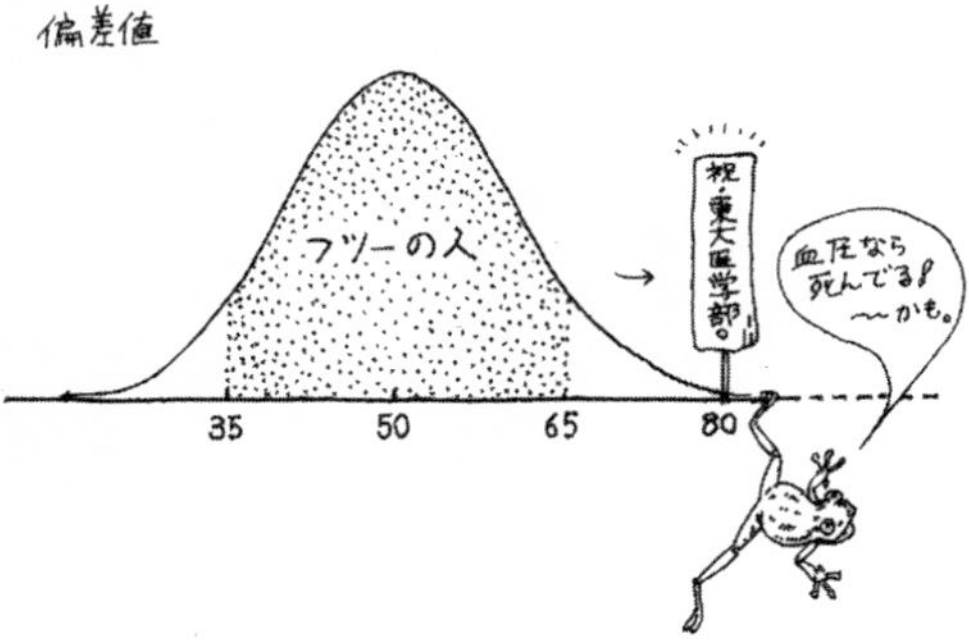
偏差値
フツーの人
→
祝・東大医学部
血圧なら
死んでる!
〜かも。
35
50
65
80

そしてこっちは高い方で一四〇となりますと、ぐっと人数が減ってまいります。逆に低い方にいきますと、一〇〇より低い人は非常に減ってきてしまうわけです。最高血圧だけですが。縦が人数ですから面積がじつは人数になりますので、九五％なり九九％なりの人が入る範囲を正常値と決めます。これは統計的な数字です。そして「ここから外に出たら高血圧ですよ」と、「こっちへ行ったら低血圧ですよ」と、こう言えばいいということになった。

そうするとですね、もう一つありまして、入学試験がこれと同じなんですね。国公立大学ではセンター試験というのをやりまして、大勢の人が受けます。その試験の結果が正規分布になるわけです。ならない場合もあります。しかしセンター試験の結果が正規分布にならなかったら、センターでは今年の入試問題は悪かった、来年はぜひ正規分布になるようにしようと、こういうふうにいたしますから、必ず正規分布になるのです。その入試の結果をお考えください。

私は長年東京大学の医学部に勤めてまいりましたが、東大の医学部に入れるような人は入試の成績がとても高い。それなら、センター試験の成績を、血圧に是非換算してみてください。そうすると、血圧三〇〇とかそのくらいになってくるわけです。そしてそういう方がお医者さんになりますと、患者さんの血圧が一八〇だから、あなたは高血圧だとこう言う。患者さんは私が一八〇で高血圧なら、先生が医者になっているのはもっとおかしいと、こう言わなければならないのです。

要するに身体の見方ですが、論理が見つからないときには、しょうがないから統計的に把握して、一番人数の多い方に寄れと、こういうわけです。身体については血糖値だろうが何だろうが、要するに同じことです。普通に寄りなさいということなのです。

一方の入学試験は脳の機能検査と思えばいいのですが、そういう機能検査ではできるだけ異常値を出しなさいと言っているわけです。お子さんをお持ちの方は、そこをよくお考えいただかないと、子どもが本当に混乱いたします。身体については人並み、頭については人並みはずれろという。これは無理な話でして、なぜかと言えば頭も身体の内だからです。

なぜ普通はそう考えないかと言いますと、じつは私どもの社会は脳が化けた社会だからです。つまりほとんど脳の機能だけが優先していますから、そういう社会ではできるだけ血圧は高い方がいいと、そういうふうにやっているわけです。しかし身体については「真ん中に寄れ」と言う。それが現代社会の言ってみれば歪みでして、ですから我々は頭がある程度以上まわらないとやっていけない社会を、じつはもうすでにつくってしまっているわけです。

ですからそこではボケ問題とか、精神科の患者さんの問題が深刻になってくる。こういう社会を私は脳化社会・脳が化けた社会と言っていましたが、それをもう少しわかりやすく言うと、じつは都市なのです。都市とは本来そういうもので、だから昔から「生き馬の目を抜く」と言ったんであって、頭がまわらないと町では生きていけない。ですから血圧はともかく入試の成績だけは人並みはずれろと、こういうふうに言わざるをえなくなるので、これは社会の問題です。

現在の医学ないし保健学で把握されている身体は、一般的な、普遍的な、透明な、論理的な、コンピュータの中にモデルとして入れることができる身体です。コンピュータの中にモデルとして入れることができるとは、論理的に解明されているということです。コンピュータは論理的機械ですから、そういう考え方を延長していきますと、例えば心臓であればどう考えるかというと、これはポンプであると、全身にある圧力で血液を運ぶポンプであって、単位時間当たりの拍出量がいくらであるか、それを論理的に把握できるという前提に立っているのです。

ですから心臓の機能が完全に把握されて論理がわかった段階では、人工心臓に置き換えることができることになります。現にヤギに人工心臓を付けて東大で長年研究をやっていますが、一年以上も悠々と生きています。そういった身体の究極の姿を考えて、それを私は人工身体と呼んでいるわけです。意識がつくり出したものが人工物ですから、身体もその意識の中に納めてしまう。そうすると、先ほど申し上げた数値化され、一般化され、透明化された身体になります。こういう身体が前提になっているのが現在の医療制度です。

健康保険制度は同じようにこれが前提になっているわけで、どなたの身体も一律同じで、ある基準があって、それを満たせば糖尿病です。その糖尿病の治療をするときに、治療は制度の中ではっきり決まってしまいます。ですからそれ以外のことは医者はいたしません。してもいいのですが、すると基金がお金を払ってくれませんから、持ち出しになってしまいます。

それから、そういう健康保険の論理のようなものをお考えいただくと、ただちにわかってくるのは、臓器移植という問題が、医者の側でなぜ問題なく感じられているかということです。

それぞれの人が、独自の、かけがえのない、その人だけの性質を持っていることはできるだけ無視いたします。無視しませんと保険制度なんか成り立ちません。「一人一人別だよ」と言ったら計算できませんから。ですから当然のことですが、現在の医療制度で考えられている身体は、ある意味で平等な身体です。そういう平等な人工身体を扱っていますと、当然ですが、こっちの心臓とあっちの心臓は交換可能だという考え方になってまいります。

ですから、私は、移植医の人たちは、現代日本の医療制度の根本的な考え方に最も忠実な人たちだと考えます。それに対して周りの人、つまり医師でない人が臓器移植がどうとかこうとか文句を言っても聞いてくれないのは当たり前で、もしそういうふうな考え方をとらなければ、現在の医療制度の中で医師はじつは生きのびていかれないのです。

歴史の上に立った身体……「自然身体」

　これに対してまったく違う身体がありまして、それは自然の身体です。普通の人が身体というのは、こういうものじゃないかと思っています。なぜ自然の身体と名付けるかというと、自然物は面白いことに同じものがないのです。

　山に木が生えていまして、その木を切ろうということになって、そこでマンションでもつくろうとしますと、かけがえのない自然を守ろうと言い出す人が出てまいります。かけがえのないというのはどういう意味かといいますと、それが一つしかないということ。皆さん方の身体もやはり一つしかない。同じものは二つとありませんから、そういうふうな面を強調してみればそれは自然の身体で、これに付く枕詞は「かけがえのない」です。当然ですが、かけがえのないとは、一回限りということです。

　なぜ一回限りになってしまうかというと、一番大きな理由は歴史性を持っているからです。どこで生まれてどういう親を持って、子どものころからずっと生きてきたという過去、これは取り返しがつきません。

　たとえば結婚を考えたらわかりますが、いったん結婚しちゃうと独身でいるわけにはいかない。独身を通すと結婚するわけにはいかない。では結婚して別れればいいのではないか、また独身になれると思うかもしれないけれどそうはいかないので、それは結婚して別れたという別な状態になるわけです。そういうふうに考えますと、人生は取り返しがつかない決断の連続としても見えるのであって、したがってそれは一回限りです。だから先ほどの人工身体とまったく別に、私どもはそれぞれかけがえのない、一回限りの歴史性の上に立った身体を持っていることがわかってまいります。

こういう身体が非常にはっきりと浮上してくるのは、例えば癌《がん》の末期です。末期医療の場合です。あと三カ月しか生きられないということがほとんど確定してしまった段階で、その人がどう生きるかを考えるとすると、ここに一般的な普遍的な回答なんかあるわけはない。

その方が今までどのように生きてきたかという人生の上に、残りの人生を設計する以外ありえないとわかります。そうしますと、それが人によって違いますから、そこに一般的な答えなんかないとわかります。一般的な、つまり先ほどの数字になるような回答はない。したがって、そういう自然の身体に対して行う行為が、じつは現在言われる「ケア」であると私は定義しています。

それに対して人工身体、一般的な透明な普遍的な身体に対して行う行為を「治療」すなわち「キュア」と言う。アメリカで「キュア」と「ケア」が対立して使われるのは、それはやっていることが違うのではない。根本的に違うのは、身体の見方なのです。

大きく分ければ、現在の医療界の中に、ですから二つの身体がすでに並列して存在していまして、一つは自然の身体、もう一つは人工身体です。これが一番基本的な身体の分類です。

「人工身体」と「自然身体」の埋まらない対立

この二つは非常に見方が違いますので、この二つの意見を持った人が、それぞれの意見を主張いたしますと、喧嘩《けんか》になって結論が出ません。実際にそれが起こっているのが脳死後臓器移植の問題であろうと私は思っています。考えてみますと、現代社会で起こっています多くの身体の問題が、じつはこの二つの対立に基づくということがわかってくるような気がいたします。

このときにどちらが正しいのかという、皆さん方よくそういう質問をされるのです。

二つ挙げますと、どっちが正しいかとこう言う。しかし世の中はそう単純なものじゃないので、両方存在しているということは、じつは両方が本当のことを言っている、ある意味ではですね。ですから、一般的な普遍的な身体が当然存在しなければいけない、存在しているわけですが、それと同時に自然の身体も存在しているわけなのです。

自然の身体と人工身体の両方があると言いました。しかし、両者の力関係は変化します。現代では人工身体が強い。なぜなら、日本社会はとくに強く都市化したからです。都市の中には自然は一切置かないというのが一番大きな原則です。都市とは人間が意識によってつくり出したものであると定義できます。意識的につくられたもの、ですからそこでは自然そのものは絶対に置かないという強い原則があります。

そういう社会で人が身体をどう見るかは、非常にはっきりとした特徴がありまして、まず第一に都市化しますと服を着ます。私は戦前生まれですから、ある程度は覚えていますが、戦前から戦中戦後すぐにかけては、裸で働いている人はまだずいぶんいました。

しかし、都市化に伴って徹底的に服装が規制されてまいります。基本的に、人工空間では人間の自然の身体は出すなという約束事が成立します。

女性の方は非常によくおわかりだと思います。服を着て、その服を取り替えることによって、じつはありのままの身体というものを、取り替えができるんだというふうに、お互いに納得させているのですね。

でも実際は交換はできないのです。想像していただくと非常に困るのですが、私が裸になってみたとして、その身体の格好《かっこう》というのは、私のせいではないのです。私は一切責任がない。まあ一切とはいいませんが、腹が出ているのは食い過ぎだから、しかし中年になりますと、ある程度しょうがない、仕方がない。

ところが仕方がないものをなぜ出してはいけないかと考えると、非常にこれは不思議ですね。本人のせいではないのですから、出てもしょうがない。しかしこれは絶対に禁止されています。すなわちそれが表現としての身体でして、自然としての身体は、都市化すると、その空間の中では表現が禁止されてまいります。

その代わりに非常にたくさんの約束事をつくります。まず出していい所は顔と手です。女性の方はその出していい顔と手を今度は徹底的にいじります。そして色を付けましてですね、白く塗り、口紅をたいていは赤く塗って、目の周囲を青くされるわけです。赤、白、青というこの三色の取り合わせがマンドリルの雄の色で、霊長類にはもっとも影響の強い色合いです。

サルですとそれは生まれつきそういう色になってしまうのですが、それを人間がやると、意識がやっているわけですから、これは禁止されない。頭の毛をのばすと女房に怒られて必ず「床屋に行きなさい」と言われる。髭《ひげ》を剃《そ》るのも同じです。そういう形に、見えている所は徹底的に手入れをします。なぜそういうことをしなければいけないかと言うと、それは「自然のままではありませんよ」ということをはっきりと示しているのであって、しかもそれはコントロールが可能であると。つまり自然のままの身体はいけないということです。

そうすると、それに関わってさまざまな問題が規制されてくることが、よくわかってまいります。都市社会で非常に強く規制されるのは性と暴力です。

歴史の例で申し上げれば、江戸では「吉原」ができましてそこにある種の性の問題が徹底的に集中されます。「吉原」には囲いがあって門があって、中にいる人が自由に出られなかったというのはご存じと思いますが、これを多くの方は封建制とかいろいろなことをおっしゃいますが、基本的にはこれは性の規制であることがもうおわかりだと思います。規制が非常にきつい。

性とともに、自然の身体を明らかに表してしまうのが暴力ですが、これも江戸では徹底的に禁止されています。多くの方が江戸は切り捨て御免《ごめん》だから侍は暴力的でよかったんだ、と思っておられると思いますが、それはたぶん間違いです。

たとえば江戸城の中に入れば、まず刀は預ける。脇差しを差すことだけは許されますがその中で非常に重要な規則がある。抜いてはいけないということです。殿中《でんちゅう》松の廊下で脇差しを抜いたのが浅野内匠頭《あさのたくみのかみ》で、ですから切腹です。人を切るために差しているはずの刀を抜いたら切腹、というのが江戸ですから、いかに暴力の規制が強かったかということがわかるのです。何も平和主義になったのは戦後からではありません。これは都市が持っている論理です。

ヨーロッパでもそれがよく知られていまして、そういう都市における暴力の規制を、ヨーロッパの言葉で「都市の平和」という特別な用語をつくって呼んでいます。それを徹底的に実行したのがたとえばチェコのプラハで、プラハに行かれますと、一三世紀ころからの建物がほとんど全部残っています。戦乱にあっていないからです。戦争が起こりますとプラハは必ず無防備中立都市を宣言いたします。当時からですね。都市というのは平和でなければ保たれないのです。

原理が違う、首から上と首から下の運動

脳化社会、都市化ということでここまで説明してきたわけですが、しかしそれだけではどうしても解けない問題があることに気がついてまいりました。それは何かと言いますと、表現としての身体という最初からの問題です。

自然の身体が禁止されるのは、都市化だから当然である。しかしずっと禁止だけかというと、例えば江戸という社会を考えてみますと、どうも違うということがわかります。その違う部分は何か。それが首から上と首から下の問題です。考えてみると、なぜ首から上と首から下が、脳の中の割り付けで切れているのか。チンパンジーは切れていますが、ネズミじゃ切れていません。

脳の中でどういう格好をしていようがそんなこと関係ないじゃないか、とお考えになる方のために一言つけ加えます。文献から調べたのですが、コウモリですね。コウモリは先ほどの体の脳の中の割り付けがひっくり返っているわけです。逆になっている。ご存じのようにコウモリは一生の八割を逆立ちをして暮らす動物ですから、脳が逆立ちしたからコウモリが逆立ちするようになったか、コウモリが逆立ちするように

なったから脳がひっくり返ったかはわかりませんが、ともかくそういうふうな意味があるはずだということがわかります。

知覚系には、首から上と、首から下を切り放す、大きな動機はないと思います。やっぱり重要な動機は、首から上の運動と首から下の運動です。首から下の運動は身体が移動する運動、専門的に言えばロコモーションですが、首から上の運動は物を食う運動、それに加えて後は表情、おしゃべりです。つまり言語運動、咀嚼《そしゃく》運動が首から上の運動で、首から下の運動は移動運動です。この二つは原理が違うなあということに何となく気がついてまいります。

そう思ったときに初めてピンとくるのは、昔から言われています「文武両道」です。文武両道は何かと言いますと、首から上が文、武はこれは首から下です。首から上と首から下、両者を完成しないと侍としてペケだということ。じゃあ一体何を完成するのか、そこで表現という言葉が改めて出てくるわけです。日本の伝統文化を考えますと、ものの見事にこれに言及していることがあります。すなわち「道」です。

修行を具体的にやろうとしますと、それぞれの具体的な専門分野は道といわれるわけです。武道《ぶどう》とか茶道《さどう》とか華道《かどう》とか、柔道《じゅうどう》とか、とにかく何しろ「道」になってしまう。道が完成したらどうなるかというと、これは「型《かた》」です。

型というのは今の言葉では流用されてろくでもない意味に使われまして、型通りとか何とかというふうに使われますが、ことの本来の意味は身体の所作《しょさ》です。身のこなしです。茶道でもそうですが、あれは別にお茶を入れて飲んでいるのではなくて、ご存じのように身体の所作が全体として問題になるわけで、ただそれが完成したときにお茶の型になります。これこそまさしく身体表現であるということがわかります。

そういった身体の表現が意識的な表現かというとそうではない。つまり言葉は意識的な表現ですし、音楽も美術も基本的につくる方は一生懸命につくっています。無意識の効果が生じるにしてもですね。しかし身体の表現は基本的に無意識でして、理屈になかなかなりません。だから日本の芸事の教え方が初めてわかってまいります。

日本の芸事は師匠のやる通りにやれという。しょうがないから見よう見まねでやりますと、なかなか「ウン」と言ってくれない。「ダメダメ」です。そのうち「よし」と言う。そしたら合格ですが、言われた方は何でいいのかちっともわからない。長年やっていればだんだんわかってくるわけで、それはなぜかと言いますと、それがまさしく型の典型でして、これは無意識の表現ですから、理屈で説明するわけにはいかないわけです。

だから無意識の表現というのがもし存在するとすれば、それは真似してもらうしかない。とりあえず真似していって、そしてそれが完成した段階で型が身に付く、ということになります。これが本来の型の意味であろうと思います。

これは身体表現ですから、じつは普遍的な表現に変わります。つまり誰でもわかります。誰でもわかるのだけれども、理屈になるかというと、ならないわけです。ですからそういうふうな表現によって通じていったことを私どもの文化では「以心伝心《いしんでんしん》」とこう言ったので、これ心の字を使うから間違うわけであって、じつはこの心は「以身伝心」と書いた方がいいのではないか。身をもって心を伝えると書いた方が正確だったのでないかという気がします。

明治以降の我々の文化を考えたらよくわかるのですが、徹底的にこれを潰《つぶ》したわけです。これを封建的と称して潰してまいりました。ですからその結果何が起こったかと言うと、身体で伝えることが我々は大変苦手になってしまいました。

よく申し上げるのですが、勝海舟《かつかいしゅう》と西郷隆盛《さいごうたかもり》が江戸城を明け渡すという交渉をしたわけですが、あの二人がしゃべっているのをちょっと想像してみてください。実際に時代劇で映画をつくったら、今では現代語をしゃべらせると思いますが、当時の言葉でやったらめちゃくちゃだと思います。

西郷さんは鹿児島弁で、勝海舟は江戸弁で話が通じるわけないんで、通訳の人がいる。それがあれだけの重要な問題を顔を見ればそれで済むというのは、すなわち型、身体の表現です。

戦後、縮小していく身体表現と、肥大していく言語表現

これを一般化していきますと、文化は無意識的表現と意識的表現、この二つによって支えられているのではないか、ということになります。すべての文化が私はたぶん同じだろうと思います。

そして戦後、明治以降、特に戦後何が起こってきたかと言いますと、身体の表現、身体表現がどんどん縮小して、その代わりに言語表現が肥大していきます。それがたとえばマスコミの発達です。そこで一番困っているのは若い人で、若い人が電車の中で足を広げて座っている。行儀が悪いと年寄りが怒っていますが、この怒り方はピントが外れているわけで、なぜかと言いますと、私から見ますとそういう若い人は、身体を持て余しているというふうに見えます。せっかくすくすくと大きく育ったのに、身体を持て余している。どうして持て余しているかというと、型を教えないからです。

コマーシャルに「男は黙ってサッポロビール」なんていうのが昔あって、昔の人はしゃべらなかったなあ、という気が何となくするのです。しゃべらないで済んだのであって、それは身体表現を保持していたからです。それを文武両道と言った。

しかし私どもの文化は、それをまあ言ってみれば、明治以来一〇〇年、徹底的に組織的に打ち壊してまいりました。その途中で現れたのが軍です。そのことはもう長く話しませんが、軍隊が身体の型を中心にするものだったというのは、軍を覚えておられる方はよくおわかりだと思います。そしてその軍が明治以降、唯一残った型であった。

その型が消えた後に何が起こったかというと、三島由紀夫が出てきたわけです。あの人は「文」の人つまり首から上の人でした。ほとんど首から上だけの人だったわけで、それがある日突然といいますか、伝統文化と言い出しまして、身体に気が付いていきます。そして表現としての身体を三島が追究したことは間違いがないので、最初は武道をやっていましたが、運動神経が鈍いのでどうしようもない。ついにボディービルになりました。ボディービルというのは身体表現そのものです。そしてさらにそれが行き着く先に生首になった。

三島の伝記をいくら書いてもダメなのです。なぜなら三島の伝記とはまさしく意識的表現であって、三島自身がやったことは最終的には無意識的な身体表現だったからです。ああいうふうなことをやったときに三島の頭の中はからっぽだと書いた人はたくさんいます。それは意識的表現で無意識的表現を解釈しようとしたからであると思います。

そしてその後に発生したのがオウム事件でして、あれは何か。もうおわかりだと思いますが、じつは私はあそこに入っていた学生をよく知っています。基本的に彼らが惹かれていったのはヨーガです。自分の身体に若い人が初めて気が付いた。ですから先ほど私に握手を求める人が多いと言いましたのは、若い人が何らかの形で身体が欠けているということに気が付いている。その第一は、先ほどから申し上げているように、都市化が身体そのものを排除するからです。第二に私どもが非常に重要な文化的表現としての身体表現を組織的に消してきたからです。

これから我々が考えなければならないことは、そういった意味での表現としての身体、あるいは自然としての身体というものをいかに回復するかという問題でしょう。

実際に直ちにやろうとした人たちがいたわけであって、その最初の代表が三島由紀夫、次の代表がオウムです。

ですから、しかしこれはうまくいきませんよと、そういうことです。これは大変長い時間がかかることであって、ですから修行というのは一生ものだということが常識になっているのです。

■構造から見た建築と解剖

〈日本建築学会にて講演〉

人工（脳）と自然（身体）との釣り合いこそ重要である

構造を見るうえで大事な五つの観点

建築と解剖というのはある意味ではまったく違うものです。私は解体屋ですが、建築はつくる方です。しかしよく似ている点は構造を扱っているということです。たとえば、レオナルド・ダ・ヴィンチは解剖図をたくさん書いています。小さな紙に書き込んでいるんですが、よく見ますと時々解剖図の脇に建築の図が書いてあります。レオナルドが、人体と建築というものをある同じ面から見ていたというのはたぶん間違いない。

たとえば彼が骨を書きますと、おもしろいのは必ず複数の骨を書く。それ以前のヨーロッパの骨の書き方というのは全身を書くわけですが、レオナルドは複数書く。そのあとで一個を書くという時代がまた始まるわけですが、ちょうど中間にレオナルドがいました。

なぜ複数書くかといいますと、よく見ると二個骨を書いている。二個骨を書いている中心に何があるかというと関節がある。レオナルドがじつは書きたかったのは、機械としての人体、とくに動きです。動く部分。機械として人間を考えた場合に一番不思議なのは、まず解明しやすくて目立つのは動くということですから、その動くということの構造にレオナルドは興味があったんだろうと思います。彼の絵を見ますと、骨の絵の中では関節が中心に書いてあるのです。

では、構造の見方について、五つの観点からお話ししたいと思います。

私どもは人体というものを構造としてみる職業です。おそらく建築の方も同じじゃないかと思いますが、我々はある特定の見方をもっているわけです。一番典型的な見方が、今申し上げたレオナルドふうの見方。つまり機械として見る見方です。私はこれを機械論と呼んでいます。

橋をつくっていた人が二〇世紀のはじめにスイスにいた。その方がたまたまマイヤーという人の解剖の講演を聞きにいった。そこで解剖の先生が、講演をするかたわら標本を展示していた。それは大腿骨《だいたいこつ》の縦《たて》切り見本でした。

その橋をつくっている人がその標本をたまたま見て、どうなったかといいますと、「あっ、俺がつくってるものと同じだ」ということに気がついた。大腿骨を割ったのをご覧になったことはないと思いますが、その中に小さな骨の梁《はり》が特定の走り方できれいに走っていまして、大腿骨を縦切りにすると、その梁がきれいに見えるんです。

つまり橋をつくっているスイスの人は、橋の力学と大腿骨の力学は、じつはまったく同じだと気がついた。

彼はチューリッヒ工科大学の教授だったんですが、学生に計算を命じるわけです。建築の方はよくおわかりだと思いますが、片持《かたも》ち梁《ばり》の設計をいたしました。そして基本的に最小限の材料で最大の強度を出すということを考えると、じつは骨も橋も同じであるということがわかったのです。そのような考え方は一九世紀から二〇世紀を通して、一番基本的な解剖の考え方の一つです。

それがさらに発展して、もう少し先の考え方になると、人間の身体の中にある構造というものを、人間は外部に投射するという考え方が出てきます。たとえば海底電線というのがありますが、あれは断面図を見ると神経にそっくりだということです。

さらに、たとえば我々はピアノという楽器を持っていますが、ピアノを一体誰が最初に考えたか。どうしてああいうものをつくることができたか、ということを考える。それは、じつはピアノとまったく同じ原理で、我々の聴覚の神経細胞がピアノの鍵の配列とほとんど同じように並んでいる。

つまり周波数依存で、周波数の低いものから高いものにずうっと皮質の中に神経細胞が並んでいます。つまり一〇〇サイクルの音を仮に聞かせて、それが聞こえたとしますと、一〇〇サイクルのある細胞が反応します。一〇〇〇サイクルを聞かせるとある距離を置いた別の細胞が反応しますが、一万サイクル聞かせるとまた別の細胞が反応する。

しかしそれぞれ反応する細胞同士の距離をみてやりますと、等距離。一般の方にはちょっとわかりにくいかもしれませんが、じつは振動数の対数《たいすう》をとって並んでいます。これはピアノの鍵盤が並んでいる原理に非常によく似ています。

そういうことを考えますと、我々のつくり出すものというのは、じつは我々の身体を無意識に外に出しているという考え方が、すでに一九世紀の終わりにはできています。

次に二番目の論点ですが、皆さんご存じだと思いますが、たとえば「心臓は何をするものですか」と聞くと、「血液を送るものです。ポンプです」という返事が返ってくる。これは一見機械としてみてるようですが、そうではなくて、それは働きでみています。「心臓は血液を送るものです」と返事すると、一般の方はだいたいだまります。

これは日本ではとくにそうです。京極純一《きょうごくじゅんいち》先生という法学部の政治学の先生がおられまして、その方が書かれた文章で一つだけよく覚えているのが、「この国は実利と効用に尽きる」という文章です。

身体の場合でもそうです。「目玉は何のためにあるか」「ものを見るためにある」「鼻は何のためにあるか」「匂いを嗅ぐためにある」というふうに言うと、そこで話は打ち切れる。こういう働きを説明する考え方を機能論と申します。おそらく一般の方は身体について説明を求めるときに、この機能論を要求しておられるわけです。じつはそれは必ずしも成り立つとは限らない。

普通気がついていただけないのは、機能というのはある枠組みの中だけで成立するものだということです。枠組みが違うとぜんぜん意味がなくなってしまう。

例えば卵巣《らんそう》と睾丸《こうがん》というのは男と女の典型的な器官です。これはご存じだと思いますが、取ってしまっても寿命にはいっさい影響はありません。ですから中国では宦官《かんがん》という制度によって睾丸を取ってしまうわけですが、それでも別に死ぬわけじゃない。そして医学というのは当然のことですが、個人の寿命ということが一番の価値になりますので、医学の見地からすると、睾丸とか卵巣はじつはいらない器官です。寿命に関わりません。

私たちがある器官の働きを調べるときに、まず何をするかといいますと、その器官を取ってしまうんです。その器官を取って何が起こるのかを見る。死んでしまうということになると、これは重要な器官だと。内分泌《ないぶんぴ》器官、たとえば脳下垂体《のうかすいたい》は非常に小さな器官ですが、それを取ると死んでしまいますから重要な器官です。

では、寿命に関係ないからといって睾丸を取ってしまうと、子どもができないことがわかる。つまり子どもをつくるという枠を置かないと睾丸の機能は理解できない。

このように、じつは働きというのは大きな意味での枠組みというのを前提にしているわけです。これが機能論の特徴だと私は申し上げたい。


構造つまり家でもまったく同じだと思うんですが、たとえば「デザインというのは何のためだ」と言われるとちょっと困るのではないか。

最近ヨーロッパの大学へ行きますと、費用のうちのたぶん二％とか四％だと思いますが、それを必ずアートにかけるという法律があるようです。大学を案内してもらうんですが、私は理科系ですからおよそアートに関係ない人たちが案内してくれる。そうすると必ず渋い顔をして、「あれ」と言うわけです。必ずモダンなアートが外に置いてありまして、場所をとってるわけですが、それは要するに何の役に立つかというと、つまり機能論から言うとわからない。

それを説明する機能的な枠組みを持っていないというのは、一つの逃げ口上ですが、「そうではなくて、これがそうだ」といった、機能論では説明がつかないものであるということです。

それから三番目の論点ですが、「それはどういうふうにしてできてきたか」という説明です。これは生物の方では個体発生と言っています。今皆さんいちおう人間の恰《かっ》好《こう》をしておられますが、ずっと遡《さかのぼ》りますと、ただ一個の球になってしまう。つまり受精卵という球になる。小さな直径〇・二ミリぐらいの球が皆さん方の大きさに育ってきます。そしてだいたい人間の恰好をとるわけです。これが個体発生です。

この個体発生的にものを説明することを、おそらく建築でもまったく同じことをされると思います。家をつくるときに、こんな工夫をした、あるいはこんな手順でやったというように。たとえばピラミッドやギリシャ神殿をどうやって築いたかという話になると、これはやっぱり今我々がみても不思議だなと思うわけで、やり方を説明されるとなるほどと思いますが、そういうタイプの説明があります。

そして四番目は、歴史的な説明です。個体発生的な説明と歴史的な説明の違いでありますが、歴史的な説明というのは、たとえば「家の形というのはこれこれこういうふうに時代とともに変わってきた」という説明です。しかし個体発生的な説明は、たとえばそっくりなプレハブでもいいんですが、ただこっちの家とあっちの家は違うじゃないかということ。

それは車でよく言われたんですが、アメリカの車は金曜日につくった車と月曜日につくった車はできが悪い。これはつまり個体発生の問題。しかし車のエンジンが車の前についているのはどうしてかという議論があって、車が馬車の代わりだったからだという説明があります。つまり馬車の場合には必ず馬が前にいるので、前につけたという考え方。これは歴史的な説明です。

学生にもよく話すことですが、人体をみるときにはだいたい四種類の説明を用意します。これはそれぞれ独立に成り立つので、それぞれ別々に説明ができます。

最近はもう一つ、五番目に「情報」という観点が入ってきます。情報という観点でみるとどういうことになるかということですが、先ほど個体発生、つまり〇・二ミリほどの球体が皆さんほどの身体になると申し上げました。

それはどうしてか。卵の中にゲノムと呼ばれる遺伝子の一揃《ひとそろ》いがあって、それだけ揃えば人間ができる。犬のゲノムですと、それだけ揃えておけば犬ができるという遺伝子のセットを指している。

その遺伝子というのは何に相当するかというと、つまり平たく言えば設計図です。プログラムであるということになります。そういう設計図に従って展開してできるのが発生ですが、その発生を生物が自発的に繰り返すと、設計がだんだんずれてきます。ずれてきて起こるのが進化です。

進化、系統発生については、普通プログラムはないというふうに現在の生物学では考えています。プログラムはなくて自然選択。うまくいくものが残ってうまくいかないものが滅びる。単純に言えばそういう考え方です。

しかし個体発生はそうではなく、ゲノムという形で設計図が入っているので、それが展開する。そして個体ができてくる。ゲノムに対して我々は最近では遺伝情報という言葉を使います。

そこで情報として生物を見たときに、生物が持つ情報系がまず出てくるわけで、すなわちそれが遺伝情報です。これはかなり固定したもので、遺伝情報を変えるわけにはいかない。そこで遺伝子操作と呼んでいますが、それを今の私たちは変えることを考えている。

もう一つは、生物の持っている情報系統である脳です。皆さん脳というのはむずかしいと言われます。脳の専門家の言うことを聞きますと、脳はとても複雑でむずかしいから遠い将来にならないとわからん、ということを必ずおっしゃる。しかしそれでは間に合いません。

神経細胞の生理学でノーベル賞をもらったエックルスというオーストラリアの人が、晩年になってから、「脳と心は違う」と言いました。「心は胎児の間に神様が植えつける」と言うと、日本の科学者はエックルスが気が狂ったかと思った。しかし必ずしもそうではなくて、いろいろな理由があります。なぜかというと、今ほとんどの方が話を聞いておられる。聞いているということは脳の働きです。私がしゃべっているのも脳の働きです。頭の上横にドリルで小さな穴を開けて麻酔薬を入れると、私はすぐにだまります。そのような単純な実験をするとわかりますが、我々の意識というのは基本的には脳の機能、働きだというふうに、私は考えています。

そう考えたときに、人間がつくるということは、脳によってつくるということです。この建物がそうですが、建築家の方は典型的にそれをやっておられると思うんです。設計図をひいて、その通りに建物をつくるわけです。そうすると建物はどこにあったかということを考えますと、そもそもの始まりは人間の頭の中にあったということになります。そうしますと、皆さんが座っているこの空間というのは、じつは設計した人の脳の中だ、という比喩をとってもいいわけですね。

私はそういう空間を人工空間と呼んでいます。人工空間というのは人間がつくったからです。もともと脳の中にあったものです。そうすると人工空間の中に人間が住むようになるということは、人間が脳の中に住むようになるということです。人間が脳の中に住むようになるということは、よく考えると、非常に急速に起こってきたことです。

私は都市は人工空間だと定義しますが、なぜかというと、平城京にしても平安京にしてもあるいは江戸にしてもそうですが、名古屋もかなりそうだと思いますが、最初に人間が設計しているわけです。平城京、平安京も典型的に道路が碁盤《ごばん》の目にひいてあります。

東京はあんな無秩序な町ですが、そもそもの始まりは間違いなく人工空間です。誰もいない場所に城をつくるために山を削り、お堀を掘って、余った土で海を埋め立てる。そこにできた更地《さらち》に碁盤の目をひいたのが下町でした。

ものを通ぶために川もコントロールした。どのようにしたかというと、利根川の流れを変えて銚子に持っていく。利根川の水量のかなりの部分は銚子の方に流れるようになる。そうやって人が環境を変えていってつくり出しているのが人工空間です。建物は典型的にそうですが、その建物の集合である都市も人工空間です。

構造というものを見るときに四つの観点があると申し上げましたが、五つ目の観点として私は情報という観点を申し上げているのですが、その情報の担い手が先ほど申し上げたように、遺伝子、ゲノムです。そしてもう一つの担い手が脳です。この二つの情報系が追いつ追われつやっているわけです。

どういうことかといいますと、私どもが中世とか乱世と呼んでいるときを考えますと、どうも乱世という我々のイメージでは強い者が勝つというイメージがあります。そのイメージはどこに一致するかというと、まさに進化に一致いたします。つまり自然選択というのは昔は適者生存と言ったわけで、生存競争という言葉も使われましたが、そういうイメージは明らかにゲノムの世界のイメージです。

江戸が典型的にそうですが、人工空間といったものが優先します。私は面倒くさいから制度そのものもだいたい空間と考える癖があります。なぜかと申しますと、私の専門は解剖ですが、解剖というのは生物の構造を扱いますので、ものを時間的に私は全部止めてしまいます。ご存じのように解剖というのは死んだ人でないとできない。動いているものはじつは構造がよくわかりません。止めないといけないという性質がありまして、すべてを止めてみるという癖がついていまして、そういう観点がじつは構造なんです。

我々は目玉でものを見ているわけではない

構造的な観点はどこからくるかというのを、脳からご説明したいと思います。たぶん私は目からくると思っています。皆さん目というと目玉だとお考えになるんですが、じつは目というのは脳の出店です。

発生のときに目が出てくるところを見てますと、脳がふくれ出して網膜《もうまく》ができます。そして視神経《ししんけい》というのがありまして、でき上がった形で網膜、目玉の奥にある膜と脳がつながっているんです。その視神経というのは普通の神経ではありません。脳が出たものですから脳の中の神経と同じで、解剖学的には脳の一部です。

なぜそのようなことを申し上げるかというと、我々がものを見るというのは、目玉で見ているのではない、ということです。脳を含めた視覚系で見ているということです。ですから構造という観念を発生するのは、脳でいえばこれは視覚系の働きです。視覚系は構造を捉えるわけで、そういった視覚系の中でたぶん建築の方も設計図をひかれるわけで、そしてその設計図通りに建物をつくります。

江戸の話に戻ると、実際の空間を人工的につくるだけではなくて、江戸ではさまざまな制度をつくっていきます。官僚制ができてまいります。私はかつて東京大学の医学部の解剖学第二講座の教授でしたが、たとえば事故に遭って死にますと、一週間か二週間しますと教授会の中に解剖学第二講座の教授の選考委員会ができて、後任をどうするかとやり始めます。それでおわかりだと思いますが、存在しているのは私ではなくて講座なのです。

それを考えますと、明らかに空間だということがわかる。こういうものを私は仮想空間と言っています。すべてを構造的にみるとはそういう意味ですが、知性というのはじつは実際に空間を人工化すると同時に、脳の中から生じた空間というものを仮想空間としてつくっています。それが典型的な制度、官僚制度です。

ですから私は現在の社会を脳化社会というふうに申し上げます。脳が化けたというふうに言うんですが、脳化という言葉は本来私がつくったんではなくて、これは比較解剖学の用語です。脊椎《せきつい》動物、魚から人間に至る系列をずっと観察していると、古いものほど脳が小さい。新しい動物ほど脳が大きい。それを比較解剖学では単純化して脳化＝エンセファリゼーションと呼んでいます。それを応用すると、人間の社会もずっと脳化してきているのがわかります。

脳化の行きつく先が何かと言いますと、ここで話している都市です。建築家の脳の中に住んでいる。あるいはさまざまな方が設計したシステムの中に住み着いている。

逆に、人間が設計しなかったものを自然と定義します。脳の中になかったものですね。そうすると人間の身体というのは何かと言いますと、ゲノムですが、このゲノムというのは人間が設計していません。もともとできています。

先ほどの構造のところでちょっと申し上げましたが、服を着るというときに、皆さんだいたい機能論をとります。つまり寒いから着る。じゃあ暑いときは裸でいいのかという話になる。

そうはいかなくて、暑いときは暑いときなりのちゃんとした服装をする。なぜかというと、これは基本的に人工空間の中に自然物を置くときには、それは人工物ですよというみなしをかけるんです。私はそう思っている。みなしをかけるということは、服を着てもあたかも身体が取り替え可能なもののように感じられてきます。それぞれの時それぞれの場所にふさわしい恰好をして来いということがそれで成り立つわけです。

人工（脳）と自然（身体）との釣り合いこそ重要である

今申し上げたように、私どもがずっとやってきた、歴史が近年までずっとやってきた方向というのは、意識せずして非常に強く脳化をしていく。この脳化というのは、はっきり申し上げますとじつは意識的なもの。そしてそれを脳で言いますと、おそらく大脳の新皮質と言われる部分の働きです。

ところが感情であるとか、美しさとか、そういうものは新皮質だけの働きでないことは間違いない。じゃあどこかと言いますと、旧皮質あるいは古い皮質と呼ばれる部分でして、そういうところは動物も人間と同じようにある程度は同じようにもっている部分です。もちろん人間はそのように非常に大きな新皮質がついてしまいましたので、動物とはかなり違った状況になっていますけれど、その部分は必ずしも意識的ではないわけです。

ご存じのように皆さんそうだと思いますが、感情というのはしばしばコントロールできません。コントロールするのは新皮質ですが、怒ったり笑ったりするのは古い脳の機能です。

景観とか都市の話題になると、人工のものと自然のものとの調和ということがよく言われます。しかし私は、脳がつくったものは人工だというふうに申し上げました。そうするとだいたい理屈を言う方は、脳も自然じゃないかとこうおっしゃるわけです。それはその通りなんで、これはイタチごっこ。

生物のもっている情報系は遺伝子と脳だと申し上げましたが、その脳をつくるのは遺伝子じゃないかと。こういうふうにおっしゃる方が生物学者によくおられます。その通りです。しかし遺伝子というものを考えて分析して、こういうものですよと説明したのが脳ですから、これは二匹の蛇がお互いに尻尾を食い合っているような感じでして、どっちが先ということはありません。

そういうふうに我々自身が、脳も含めてですが、自分の意識する部分、皆さん方の意識が典型的にそうですが、意識は何をしているのかというと、自分の脳が何をしてるのかということを知っているわけですが、知っている部分と知らない部分がある。そしてその知らない部分というのを自然、知っている部分を脳と私は呼んだわけで、むしろ意識と言い換えたほうがわかりいいと思います。

それを私流の言い方で申し上げますと、我々が住むのに一番楽な環境、安心できる環境というのは、私ども個人個人がそれぞれもっている心と身体だと昔から言っています。心は意識的なものとこの場合解釈いたします。身体というのは自然がつくったもの。我々の中に釣り合いがあるはずでして、その釣り合いが狂うと居心地が悪くなるんだろうというふうに私は思っています。

つまり脳のほうにいきすぎても、私はそれを脳化社会というふうに表現しましたが、どうも居心地が悪い。しかし完全に自然状態に戻そうといってもこれはやっぱり居心地が悪いわけで、つまり不気味な世界になってしまう。

我々個人がもっています自然と人工。あるいは脳と身体の釣り合いのようなもの。そのプロポーションを私は数字に出すことはできませんが、そこに外部の環境が落ち着いていくのが一番安心できるのではないかと思います。

■ゆとりある生活の創造

〈教育委員会連合会にて講演〉

人間は、意識だけでできているわけではない

都市化を拒否している幸福の国・ブータン

私がいただきましたのは「ゆとり」という題であります。私は二日ほど前にベトナムから帰ったばかりで、ベトナムには昆虫採集に行きました。じつは昨年ベトナムに行くつもりだったんですが、NHKからの仕事がありまして、ブータンに行くことになり、ブータンに行ってベトナムに行きそびれていました。

たまたまですが、昨日はブータンでお世話になりましたお寺の、日本で言えば和《お》尚《しょう》さんが日本に来ておられまして、ちょっとお顔を見に伺いました。私はブータンの言葉はまったく話せませんので、お話をしたことはないんですが、顔だけ見たくて伺った。私は鎌倉に住んでいますが、鎌倉もお寺が多いところで、お坊さんがたくさんいる。しかし、顔が見たいお坊さんというのはそれほどいないんです。ブータンから来られたお坊さんはどうしても顔が見たい。ベトナムもそうですし、ブータンもそうですが、行きますと私が子どもだったころのことを思い出します。

特にブータンの場合にはまだ車がほとんど使われていませんので、荷物運びは馬でやっています。私が子どものころの鎌倉の町がそうでした。牛馬が町を歩き回っていまして、牛ふん、馬ふんを踏まないように歩くという技術は、子どものころに身についていました。ブータンに行って最初にそれを踏んづけまして、それからすぐに思い出してですね、気をつけて歩くようになりました。

さらにブータンの場合には貨幣経済がまだよく浸透していません。要するに農村です。町といっても一番大きな町が人口二万人ですから、日本でいうと村ぐらいにしか思えない。そしてテレビがありませんで、テレビ放送がない。これは国策としてテレビをやらないのです（注　これは一九九六年のことで、その後の二〇年間で急速に都市化が進みました）。

ご存じの方も多いと思いますが、ブータンの国王は若いおもしろい方で、国の方針をGNHと言っています。日本はGNP、グロス・ナショナル・プロダクトですが、ブータンはグロス・ナショナル・ハッピネスを追求するというわけです。ああいうところへ行っていますと、まず第一に気分がのんびりして体に非常にいい。東京に戻ると体の具合が悪くなる。一緒に何人かの人が行きましたが、皆さん言っていたのは、東京にいると必ずどこか具合が悪い、しかしここへ来ると治る。

これが何かということです。よく新聞ないし書物で言われることですが、日本の近代化という言葉があります。近代化という言葉は大変あいまいな言葉でして、よく考えてみると何が近代化かよくわからないところがあります。

私は近代化という言葉を使うよりは、むしろ戦後の日本は特に「都市化」と言ったほうがいいんじゃないかと思っています。このほうがはるかに具体的に話がわかるような気がします。

そう考えたときに今申し上げたような東南アジアのいろんな国に起こっている現象が直ちに理解できると思います。私はベトナムへ行くためにバンコクを通りましたが、バンコクもまったく都市に変わりつつあります。二月にはクアラルンプール、それからジャカルタにまいりましたけど、こちらも大変な大きな都市です。そういった都市化が戦後の日本で急速に起こったことを、おそらく多くの方も思い出されるんじゃないかと思います。その一番わかりやすい例は、日本じゅうの町に銀座ができたことだと私はよく考えます。

なぜ、ヨーロッパの都市は城壁で囲うのか?

都市がどういうものかをごく図式的に書いてみますと、大陸はどこでも同じですが、四角の中に人が住むところです。日本ですとご存じのように最も古い形で都市ができてくるのは吉野ヶ里のような堀で囲まれた空間ですが、それがきちんと成立いたしますのは平城京、平安京です。日本は不思議なことに城郭を置いていませんが、大陸諸国では必ず周辺を城郭で囲う。その内部が都市です。

ヨーロッパの中世ですと、典型的な城郭都市になりまして、現在でもこれはたくさん残っています。ヨーロッパへ行かれますと、こういう町を訪問される方が非常に多い。そこへ行かれた方が、非常に古い、中世にできた町であるのに、道路が全部舗装してあると言って感心しておられる。コンクリートで舗装しているわけじゃないんで、敷石です。これはじつは都市のルールであると私は考えています。一体どういうルールかというと、都市という四角の中には自然のものは置かないというルールです。自然はいわば排除されます。たとえ木が植わっていてもそれは人が植えたものである、そこにしつらえて置いたものです。都市という空間をそういうふうに考えますと非常によく理解できるような気がします。

日本の場合には城郭を置きませんので、はっきりわからないんですが、近代日本の場合はおそらくこの島全体を都市と見なすような傾向になってきたんじゃないかという気がいたします。それを中央集権化とか、近代化とか、さまざまに表現をいたしますが、要するにこういった四角で囲まれた空間の中に人が住むようになる。

この中では自然が排除されると申し上げたわけですが、それじゃあ代わりに何があるかというと、この中に置かれるものは基本的に人工物です。人工物とは何かといえば、それは私どもが考えたもの、意識的に、あるいは意図的に置いたものである。そういう世界です。ですから、都市化が進行すると何が起こるかというのは、そういう原理で比較的簡単に読めるわけでして、意識されないものはそこには置いてはいけないということです。

それを端的に示していますのが現在私どもものいますこの空間です。横浜も大きな都市でして、そしてこの空間がそうである。この建物がそうでして、ここは人が完全に意識的につくり上げたものです。本来こんな空間はなかったわけで、設計してつくられたものですから、もともとの段階では設計者の頭の中にあって、設計図としてそれが表現されます。

その設計図に従ってつくられたものですから、皆さん方がお座りの場所は、じつは建築家と内装をやった方の脳の中、頭の中です。頭の中ですから、そこではすべてが意識化されていますので、一般に予期せざる出来事は起こらないことになっています。そういうことが起これば、それは不祥事と見なされます。先日、私は九州にまいりまして、こういうホールでお話をしていましたら、足元をゴキブリがはっていました。これは典型的な不祥事です。つまりゴキブリはこういう空間には出てきてはいけないのであって、なぜいけないかというとそれは自然のものだからです。

つまり設計者、内装者はそこにゴキブリが出てくるということを全然計算に入れていません。したがってそれはあってはならないものです。ですから、そういうものが出てきますと大の男が目をつり上げて追いかけていって踏みつぶしていますが、それはこういった自然の排除という原則がいかに強く都市空間では貫徹されているかということを示すように私には見えるわけです。

こうやってつくり出された人工空間は世界中どこでもまったく同じ性質を持っています。そういったものを城壁で囲うというのは案外利口な知恵でして、この中だけだよ、という約束事が成り立ちます。ですから、ちょっとでもここから外へ出れば、再び自然の浸透が始まる。そしてそこから離れるほど自然が強くなってくる。

つまりこの中はすべてが人の意識でコントロールしうるという世界ですが、この外に行きますと次第に意識でコントロールできない部分がふえてまいりまして、最終的には完全に我々がコントロールできない世界、すなわち自然がそこに出現してまいります。

都市の中で、やむなく発生してしまうもの、それが人間の身体

ヨーロッパの場合ですと、そういった世界は森です。西ヨーロッパの歴史をご存じの方はよくおわかりだと思いますが、じつは現在の西ヨーロッパの歴史は森林を削ってきた歴史でして、どんどんどんどん森林を削ったわけです。現在私どもが西ドイツ、あるいはフランスあたりで見る広々とした平原は、じつはヨーロッパの森を削った跡です。

森を削っていく過程が中世から現代に至るヨーロッパの歴史であって、一九世紀の終わりにはヨーロッパは森を削り終わっています。ポーランドに森林性の野牛が最後に生き残っていましたのが一九世紀の末です。

そういう形で森を削っていくわけですが、森に住む人というのも当然いたわけであって、中世に森に住んでいた人たちは、これはグリム童話でもお読みになればすぐわかりますが、魔物《まもの》です。つまりヘンゼルとグレーテルの魔女は森に住んでいますし、赤ずきんのオオカミは人語を解する、人の言葉を話しますが、オオカミです。

森に住む人は都市に住む人とまったく違うルールで生きているわけであって、おと

ぎ話を書く、書き残す人たちはどちらかといえば都市の人ですから、したがって森に住む人たちはその人たちにとっては人ではない、何らかの意味で魔物でした。

ですから、そう考えますとこういうルールというのは世界じゅうどこでも同じ、歴史上どこでも同じように見えてまいります。

でもこの都市の中にやむをえず発生する自然というのがあるわけです。一九九五年は神戸の地震が、二〇一一年には東日本大震災があったわけですが、日本の場合には震災とか台風とかですね、さまざまな自然の災害が起こってまいりますが、これは一般に自然と解されています。これはもちろん意識の外にありまして、神戸や東日本の地震を予測した人はないわけです。そういう予期せざる出来事が生じる自然というものが、都市の中にどうしても存在してしまうわけです。

どうしても存在する自然とは何か。じつは皆さん方そのものである。端的には人間の身体だと申し上げたい。そういった都市の中にやむをえず発生するものが人間の身体という自然です。

私は解剖学を長年やっていましたが、都市の中でいちばん困るのが死んだ人なんですね。死んだ人が発生いたしますと、これはどう扱っていいかわからない。亡くなりますと人はやがて土に返ります。すなわち自然に戻っていきますが、都市の中では自然は「ない」ことになっていますから、人が死ぬ、つまり自然に戻るところでうろたえてしまいます。ですから、そこにさまざまなタブーを置いて、そこから先は考えないという形で仕切りをつくっていきます。

ちょうど心の中に城郭をつくるのと同じことであって、その外部は無視する、考えないことにすると思います。

中世の文献を読みますと、まったく違った世界がそこにあることがわかります。この間、私は『平家物語』を仕事の都合で読まされたわけですが、『平家』なんか読んでいますと話がまったく違うわけです。あそこに登場する人たちは、直接に人の自然を見ているような気がいたします。

平重盛《たいらのしげもり》が病気になりまして、まだ四〇代ですが、具合が悪い、どうも危ないと。そしておやじの清盛《きよもり》が心配いたしまして、中国からいい医者が来ているから、当時の福原、神戸から、京都にやるから診《み》てもらえというのを重盛が断ります。自分の寿命を知っているということだと思いますが、そんな必要はないと言うわけです。

そういう段を何気なく読めば何でもないいんですけども、そうでなく見ていますと中世と近世の非常にはっきりした違いが見えてまいりまして、近世、つまり江戸以降、私どもはこの城郭の中に住むようになり、中世の人たちはそうではなくて、いわば穴ぼこだらけの状況で暮らしていたということです。

この二つの常識の食い違いは日本では非常に極端に出ているような気がいたします。たとえば非常に乱暴な言い方をいたしますと、縄文《じょうもん》の人たちはまさに自然と折り合って暮らしていましたが、弥生《やよい》時代になりますと吉野ヶ里に見るようにまず堀を掘って、その中の空間に住むようになります。そしてそれが完成しますのがおそらく平城京、平安京という古代です。古代の人は中世の人とは違って、私どもに近い感覚を持っています。

それは『平家物語』の終わりの方に出てまいりますが、義経《よしつね》と範頼《のりより》が壇ノ浦で平家を滅ぼして、大勢の平家の公達《きんだち》の首を持って帰ってまいります。そして京都でそれをさらし首にするという。そうすると後白河法皇《ごしらかわほうおう》を中心にした朝廷《ちょうてい》がありますので、そこの公家《くげ》が相談をいたしまして、そういうことを許すか許さないかと議論する。そういうことはしてもらっては困るという結論を出します。

それは古代の人たちはいわば都会人、私どもと同じ人たちですから、そんなことはとんでもないと言います。それに対して断固として義経と範頼は聞かないわけであって、さらし首にしないと言うのであれば我々が何のために戦ったかわからんというような、そういう感じで強行いたしました。

ああいうところに私は非常にはっきりと中世の人間と古代の人間の違いというのが出ているような気がいたします。現在さらし首をやれば、おそらく日本では大変な物議をかもすだろうと思います。それは非常にはっきりしたことであって、したがって私どもの感性と当時の古代の宮廷の感性は同じものであって、その感性はなぜ同じかと言えばそれは都会人だからだと私は思います。

先ほどちょっと申し上げましたが、そういう目で東南アジアを回って見ていますと、これもずいぶん乱暴な見方になりますが、アジアには確かに大きな中心が二つありまして、一つが中国です。もう一つの中心がインドで、考えてみますとこの間でわずかに残っています仏教国がブータンであり、インドの南端にスリランカがありまして、タイ、カンボジア、ミャンマー（ビルマ）、あるいはベトナム、この辺に仏教国が残っています。さらに東の端に日本が残っています。

あとはチベットですが、こう見ますと、仏教が生き残っているところはアジアの辺縁だということです。この辺縁には同時にご存じのように自然が生き残っています。

仏教というのはおもしろい宗教で、どうも自然なり森なりと共存しないとうまくいかないというようなところがありまして、そう考えてみますと戦後に大きくいくつか新興宗教といわれるものができましたけども、仏教系のものは明らかに都市型のものであるという気がいたします。仏教が都市化していくと難しい問題を起こす。九五年にオウム真理教問題というのがありましたが、あれも私は都市化した仏教の問題であるという気がいたします。

それは中国でも起こり、特にベトナムがそうですが、やはり仏教が変質してまいります。これは都市の思想というものと自然の思想というのがその仏教の中でどういうふうに折り合うか、そこに難しい面があるのだろうと思います。

私は鎌倉に住んでいますけども、日本で日本型の仏教が成立するのが鎌倉仏教です。これは中世の初めです。そういう中世というのは、先ほど申し上げたように人の自然というものが正面に出てくる時代であって、古代から時代が変わってまいりますと仏教の形が変わってくる。

都市型の仏教というものがいかにうまく成立するか、よくわからないところがありますが、戦後非常に大きくなったのが創価学会だと思います。鎌倉の町を歩かれるとよくわかりますが、日蓮宗のお寺は町なかにあります。一つだけ本山、妙本寺というのが山にありますが、ほとんどの日蓮宗のお寺は町の中にあるという特徴があります。

浄土真宗もそうかもしれません。ところが多くの禅宗のお寺は山にありまして、このコントラストは子どものころからずいぶんおもしろいなと思っていましたが、何かそういう世界的な仏教の分布とも関係するような気がいたします。

人間は、意識だけでできているわけではない

これとゆとりの話が一体どう結びつくかということですが、私どもが戦後ずうっと、あるいは明治以降と言ってもいいんですが、あるいはもっと延長すれば江戸以降と言ってもいいんですが、追っかけてきた近代化、いわゆる都市化ですが、この問題点がゆとりと関係している。

都市は結局は先ほどから申し上げているように意識がつくり出してくるものである。ところがご存じのように私どもは意識だけではなくて、無意識というものを持っています。身体は典型的にそうであって、皆さん方がいかに心配しようが、心臓は勝手に動いていまして、止まるときには勝手に止まってしまいますので、そういうものを含めて考えれば、私どもは意識だけでできているわけではありません。ところが都市というところはそれを完全に意識化するところです。

たとえば都市の中で起こる人間の行動を考えてみますと、これは典型的な合目的《ごうもくてき》的な行動です。合目的的行動しかしない。どういうことかと言いますと、私は子どものころから昆虫採集なんかやっていますからよくわかるんですけども、ああいうことをやっていますとですね、大人がのぞいて「あんた何してるの」と言う。「そんなことしてどうするの」と、こう言うのです。つまりそんなことしてどうするのという質問はですね、それに対して何らかの意識的な答えがなきゃいけない。ところがそういう答えができませんので、「好きだからやっている」と言うしかないんですけども、そういうふうな行動が何となく許されないのだということが子どものころからわかっていました。

その逆が合目的的な行動でして、何かのために何かをするということです。ある目的のために何かをするということが意識的な世界では非常に優先してまいります。ところが、妙な話ですが、昆虫を見ていますと、昆虫もまた非常にしっかりと合目的的な行動をするわけです。

よく例として申し上げるんですが、東京あたりですと、今では虫がほとんどいませんそれがたまたまですね、芝生で見ていましたらカマキリがミツバチをつかまえている。かまでぽんとつかまえてですね、見ていますと、腹の一部だけを食うのです。捕らえた位置のまま口を近づけていくと腹へ行きますので、そこをかじる。かじってどうするかというとミツバチを捨ててしまいます。あたりを見てみますと二、三匹腹に穴のあいたミツバチが捨ててあります。何を食っているかというと、蜜の袋です。

カマキリは自分が何を食うかよくわかっているわけで、友達にこの話をしますと、それは甘党のカマキリなんだって、こう言うのですけども、非常に不思議なのは、ハチもいろんな種類があるわけです。しかし、カマキリはこれはミツバチだとわかっているとしか思えない。そして自分の食いたいとこはどこにあるかということもわかっているとしか思えない。しかし、それを考えてやっているとも思えないわけです。

カマキリの脳みそなんていうのは本当に顕微鏡で見なきゃ見えないようなものであって、とてもそんな高級なことを考えているとは思えない。そうしますとこれは典型的な本能である合目的的行動です。

こういうことをカマキリがやるときに、どうして感心するかというとですね、大体ハチはかみつこうとするわけです。だけども頭がこっち向いていますから、直角方向でかみつけない。刺そうとするんですが、針が刺せない。向きがまったく違います。そうして今申し上げたように食いたいところだけ食うという、こういうふうなじつに見事な行動をいたします。

人間はこういうことをするとき、まさに今私が説明したように考えるわけです。こういうふうにすればかみつかれないな、刺されないな、食いたいとこが一番簡単に食えるなと、こうやって考えていくわけです。こういうことをさんざん考えた挙げ句の果てに、ノイローゼになったりしているわけですけども、カマキリは全然考えないで一発でこれをやっています。そういうのを見ていますと、人間が偉いんだか、虫が偉いのかよくわからないんですけども、こういうものを合目的的行動といいます。

じゃあ、意識はこれをどうとらえているかといいますと、今申し上げた通りでして、どうやったらうまくいくかということを考えてやります。ですから、ああすればこうなると、こういうわけです。こうすれば刺されない、ああすればかまれない、そうやってやっていきますから、ああすればこうなるという考え方は、じつは昆虫がやっている合目的的行動を人間が意識的にやるときの考え方です。それを考えていくと、じつは都市の中の人間行動の原則は合目的的行動である、すなわち意識的にはああすればこうなる、であるということがわかってまいります。

極端に言いますと、それ以外のことは現代人はやっていないと言うしかない。ああすればこうなる以外のことをやっていますと、だいたい馬鹿じゃないかと思われます。要するに何のためにそういうことをするのかよくわからないと言うとですね、これは通りません。

それは子どものころからどうもそういうふうに先生方が押しつけておられるのじゃないかという気が私はする。私が子どもだったときからそういう記憶があります。私は幼稚園のときから虫が好きでして、うちは横丁にありまして、母が時々言っていましたが、横丁で私がしゃがんでいるというのですね。何しているのかと思うと、ただじっと座っている。あんた、何しているのと言ったら、「犬のふん見ている」と。何で犬のふん見てるのと聞いたら、犬のふんに虫が来ていると言う。犬のふんに虫が寄ってくる様子をただ見ているというのは合目的的行動とは言えないのであって、何にもしていない、要するに普通の人から見れば何にもしていない。

先ほどゆとりとどういう関係があるかと申し上げたのですが、じつは都市化というのはそういう意味で徹底的に人間の意識が優先していく世界ですから、意識の中にないことはなくなっていく世界です。

ですからそこでゆとりがなくなってくるように見えるのは私から見れば当たり前で

す。なぜなら人間というのは意識だけでできているわけじゃない。いつか確実に何かの病気でお亡くなりになるわけであって、そうしますとですね、それ以前のことをいくら一生懸命考えてみても、いずれは死んじゃうよ、というところが抜けちゃっているわけです。そうするとそれはゆとりになりません。つまり基本的に私どもは意識の世界に住み着くというくせをつけてしまった。

そのほうが意識にとっては居心地がいいわけで、なぜならばそういう世界にはゴキブリがいないからです。ですから、あのゴキブリを追っかける執念というのは私は非常に興味があるのでいつも見ています。どうしてあんなか弱い生き物が気に入らないのかなあと思って見ていますが、しかしそれはやっぱり、その裏には非常に深い、何か根の深いものがあってですね、もしそういうものを容認すると、つまりゴキブリのような存在を容認いたしますと、私どもは自分たちがつくり上げてきた、いわゆる近代文明、高度先進社会というものを否定すること、根こそぎ否定するようなことになると思っているんじゃないかという気がいたします。それはすなわちゴキブリが自然の象徴になっているということです。

ブータンと日本の小学生を、一年取り替えてみたらどうだろう

戦後七〇年と簡単に言いますが、それは私どもがいかに、意識の中に徹底的に住み着いていったかという歴史であって、それを気づかされるのはブータンに行ってみたときも、タイに行ってもそうですし、ベトナムへ行ってももちろんですが、私どもが何を置いてきたかということを感じるわけです。そういったいわば無意識の世界というのは確かに怖いのですが、それを若い人が明らかに要求しているというのは、逆にオウム真理教の事件のようなものを見てもよくわかるわけです。下手に意識化するからああいうことになるわけであって、すなわち意識的に行動するからああなるのであって、もともともう少し無意識というものに気がついていればですね、あそこまで極端にはならないはずです。

それでもともと無意識というのは何かと言いますと、端的に言えば身体です。オウムに入った人たちがどこから入ったかということは、私はオウムに入信した学生を持っていましたのでよくわかっていますが、基本的にはヨーガから入っています。身体から入っていったわけですが、抜けたところがとんでもないところであります。身体

から入っていって、つまり無意識から入って出ていくのは大変に危ないことです。身体から入って出ていく時代はまさに中世であったわけで、中世というのは近世の人から見ればこれは乱世です。ですから、乱世を徹底的に日本人は否定した。江戸に入って徹底的に否定いたしました。それは忠臣蔵を見てもよくわかりますが、浅野内匠頭《あさのたくみのかみ》は切腹です。なぜ切腹かといったらですね、侍が江戸城では二本差しがいけないので脇差ししか差しちゃいけない。その脇差しも抜いたら、鞘《さや》ばしったら切腹です。そのくらいに暴力をきつく統制した。

それは戦後の日本によく似ています。暴力はいけない。それはそれで結構ですが、それにはやはり背景が必ずあるわけであって、その背景のほうを二代目、三代目になるとすっかり落としてしまいます。そうしますと逆にその無意識の危険さといいますか、そういうものに気がつかなくなってしまいます。

ゆとりの問題というのは、意識と無意識の関わりだということで申し上げました。それをマクロ的に非常に大きく見れば地球規模で都市化という問題であって、それで都市化というのは別な見方で言えば意識化でして、そして意識化というものは進行すれば、誰が割を食うかというと、それは子どもが割を食うというふうに私は思います。

私程度の老人になればどっちでもやっていけるわけであって、別にああすればこうなるの世界でも、何とかずるく立ち回って逃げることはできますが、子どもはそれができません。

私がブータンへ行って一番思ったのは、ここの小学校の生徒と日本の小学校の生徒を一学期でも一年でもいいから取り替えてみたらどうだということです。向こうの子どもにはかわいそうですけども、いずれ都市化せざるをえないとすればですね、そういうことを知っておくのも悪いことではない。それと同時に私が小学校時代に育ったような生活というのを今の子どもにさせてあげるのも悪いことではないだろうと私は思います。

それは自分が育ってきた時代というものを今考えてみて、実際悪くないなと思っているからです。今考えてみますと、まさにひどい時代でしたが、今よりもはるかに幸せだったような気がいたします。大人はそれこそ食物を手に入れるために必死でしたから、子どもの面倒なんか見ている暇がない。子どもは子どもで勝手に遊んでいまして、社会の圧力というものが私どもの世代は子どものとき一番なかったんじゃないかという気がむしろいたします。

そういう生活がといいますか、考え方が基本的にはゆとりにとって必要ではないかと思います。今申し上げたように一つは意識の中に閉じこもらないということであって、それがもう一つは時間的な余裕を生んでくるということです。

■現代社会と脳　〈新宿区立女性情報センターにて講演〉

「男」と「女」という言葉ができたとき、性の連続が断ち切られた

自然の中では、男と女の違いを分けることはできない

私たちが住んでいる社会は非常に読みにくいが、その中で一つは「男と女」という問題があり、これをどう考えるかという話をしたいと思います。

この区分は、本来は自然な区分、つまり最初から違うわけですが、現代では違うということを言うと問題視されます。アメリカでは、男と女の脳が違うというような研究をやろうとすると、そういうことを取り上げることに政治的な意味があるのではないか、というようなことを言われます。

男と女の違いを決めているのは自然です。そういうことを言うと、誰でも、男と女の間が切れることが当然だと考えてしまう。しかし、生と死の間が切れないのと同じように、本来自然の出来事というのはきれいには切れません。だから、男と女の間もきれいに切ることができません。

男とか女という言葉を使うと、自然のものが切れてしまうのです。しかし、実際には自然は連続していて、切れ目はありません。それがあたかも完全に切れてしまうように思うのは、私たちが言葉を使うためです。

私は解剖学をやっていましたが、解剖では人間をバラバラに切り、それに胃とか腸とか、腸にもさらに大腸、小腸、直腸などと名前をつけていますが、実際には切れ目のない一本の管です。ではどうして切るのかというと、まさに名前をつけるからです。このように名前をつけると、私たちは言葉の世界に生きていますから物がきれいに切れて見える。

男と女も完全には切れていません。男と女が最初に決まるのは染色体《せんしょくたい》。女はXX、男はXYという性染色体を持っています。これはどうして決まるのかというと、両親のそれぞれから一個ずつもらうので、Y染色体を持った精子が受精すると男になり、X染色体を持った精子が受精すると女になるわけです。X染色体とY染色体は重さが違うので精子を分けることができる。そうすると、男女の産み分けも可能になります。

しかし、そこでかっちり男と女の区別が決まっているのかというと、そうではない。たとえば、妊娠してから七週までの間の胎児は、我々が顕微鏡で見ても男と女の区別はできません。染色体を見ればわかりますが、それ以外はまったく違いがない。七週を過ぎると、卵巣《らんそう》か精巣《せいそう》になる部分の区別ができるようになります。

精巣というのは睾丸《こうがん》のことですが、精巣と卵巣はもともと同じもの。理由はわからないが、睾丸の方は、発生のある時期にだんだん下がって外に出てきます。

どんな動物でも出てくるかというとそうではありません。たとえばクジラやゾウには外から見えるタマはない。精巣は卵巣と同じ位置にあります。全部完全に下がっているのはヒトとかシカ。ネズミのように途中まで下がっているのもあります。つまり、卵巣と精巣は本来同じ器官であり、これをまとめて性腺と呼んでいます。ここでY染色体が働くと精巣、働かないと卵巣ができます。

精巣ができた場合はこれが男性ホルモンをつくり、このほかにも抗ミュラー管ホルモンというものをつくります。ミュラー管というのは、子宮と卵管をつくる管で、七週までは男にも女にもできます。しかし、精巣ができるとこのホルモンが出て、ミュラー管を殺してしまう。だから、男には子宮《しきゅう》と卵管ができてこない。さらに男性ホルモンが出るので、一般に男と女の違いとして知られている外部生殖器の違いができてきます。

さらに年頃になると、さまざまな二次性徴が出てくる。男の子は声変わりし、女の子はおっぱいが出てきたり、いろいろな変化があります。そこで脳の性差が決まってくる。これがちょっと違うふうになると、相手が男でなくてはいやだというような男が出てきたりします。

このように、性に関して、短く言っても少なくとも四段階の違ったことが含まれています。しかもこの段階のそれぞれについて、どちらともいえないケースが出てきてしまう。例えば、ターナー症候群といい、X一つしかないケース。この場合外見上は女性になります。

あるいは、クラインフェルター症候群という、XXYの染色体を持っているケース。この場合外見は男です。XYYというケースもある。睾丸性女性化症では、いったん精巣ができて男性ホルモンが出される。ところが、ホルモンの受容体が遺伝的に異常を起こしており、ホルモンが働きません。したがって、外見上は女性になります。卵巣の位置に精巣がある。卵巣がないので原発性無月経となり、そのうち何割かの人は卵管と子宮がありません。

Y染色体を持っていなければ、自然に女性になってしまう。さらに男でも去勢《きょせい》すれば女性化します。

昔の中国の宦官《かんがん》のように、去勢すると髭《ひげ》が生えなくなり、何となく脂肪がついて、女性的な体型に変わってきます。哺乳類は一般にそうです。それはY染色体が無理に男性の方に引っ張るからです。性決定機構は動物によってかなり違いますが、いわば放っておくと女性になるのが哺乳類です。哺乳類の子どもは母親の胎盤で育つ。胎児の育っている環境は言ってみれば女性ホルモン漬けです。したがって、仮にホルモンで性決定をすれば、みんな雌で生まれてくるはずです。だから、染色体でいわば無理に雄をつくらないとみんな雌になってしまう。

男か女かわからない人は、自然にできてしまう

何が言いたいかというと、男か女かわからないものが自然にできてしまうということ。さらに、立派な体格の男になっても、相手は男の方がいいという人が出てきてしまう。これは、脳が決めていることです。つまり、最初の四つの段階で男と女の決定をしており、それぞれの段階で決定をし損なう人が出てきてしまう。だから、男と女の区別はよくよく見ると簡単には決められないのです。

それを、私たちは大多数は区別できるからということで決めてしまっている。なぜ決めるかというと、私たちが社会をつくるからです。社会的に決定された性を英語ではジェンダーといい、自然に決定された性をセックスといいます。しかし、セックスはじつは切れないから、ジェンダーのほうで切ってしまって、お前は女になれということになるわけです。

私がフェミニズムについて疑問を持つとすれば、フェミニズムの原理は根本的に現代社会、すなわち都市に依存した考え方の上に立脚しているからです。自然のほうから見ると、そもそもフェミニズムの意味は成り立たない。つまり、自分が男か女かわからないという人がまず出てきてしまうからです。そうすると、それはジェンダー、社会的な性の問題ということになります。

社会的な性は生死と同じで、約束ごとです。たとえば死は、三兆候（(1)自発呼吸停止。(2)瞳孔の散大。(3)心臓停止）で死と判断するから死んだということになります。それは約束ごとに過ぎません。日本で脳死がまだ決まらないのは（二〇〇九年に臓器移植法が改定され脳死を一律に人の死と見なすことになった）、約束ごとだということがわかっていないからです。しかし、その約束ごとは、一つの面だけで決めているのではなく、文化全体の中でおのずからあるべきところに納まっているのだから、簡単には決められないのです。

生と死は簡単には切れないのですが、それを切っているのが日本の文化です。男と女の違いも自然の中では切れないのだけれど、社会の中では、ほとんど無考えに違うものだと受け入れています。

このように私たちの社会はさまざまな「考えない前提」を置いてきました。その前提の中で典型的なものが言葉です。その言葉の世界を一番よく代表するのは法律です。

法律は言葉で書いてあり、法律の中では言葉の常識は決定的に通るので、生と死があれば死亡時刻があるはずだということになります。医者は死亡時刻を書かなければなりませんが、私のような考えをとると死亡時刻というようなものはなくなる。この辺からこの辺までの間としか言えない。さらに言えば、完全に分子に還って人間の姿がなくなるまで、死んでいないということになります。

それでは現代の日本の社会ではおかしいということになりますが、それは皆さんが言葉の世界に住んでいて、生と死を切ってしまっているからです。社会は基本的にはそういうものですが、特に現代社会は、言葉の世界、つまり、典型的な脳の働きの中にいるのです。

言葉は脳の働きの中でも意識の世界です。脳の働きの中で一番上のほうにあるのが意識で、意識の働きの典型が言葉です。意識があるということと言葉を使うということは日常生活ではほとんど同義語に使われているのです。

人間が持っている自然は、女性に強く表れる

人間は歴史の非常に古い時代から、徹底した意識の世界をつくり出してきました。それが四角に囲まれた世界、すなわち都市です。その中にはいくつかの特徴がありま す。まず第一に、それをつくるに当たっては、徹底的に更地《さらち》にする。なぜ更地にするかというと、自然のものがあると気に入らないからです。次に建物で埋める。道路が自然の地面のままだと気に入らないから、石を敷き詰めて舗装する。なぜ自然のものが気に入らないかというと、四角の中は意識の世界なので、すべてこの中に置かれるものは人間が意識してつくったものでなければならないからです。地面はもともとあるものだからだめ。地面が出ていると汚れるというが、それは、どこがどのように汚れるかわからない、つまり自然があると計算ができないからダメということになりま す。

自然というと花鳥風月を思うかもしれませんが、それは自然のつまみ食いです。自然はほかにもある。それは何かというと天災。天災は予期できないから、恐ろしい自然の一つの面です。人間でいうと、たとえば死がそれに当たります。いくら意識が頑

張ってもいずれ必ず死にます。これも自然です。

自然というのは美しいものだけでなく、恐ろしいもの、不気味なもの、醜《みにく》いものでもあります。自然はそのようなものを含んでおり、人間の意思ではどうしようもないものなので、人間の意識はいやだといって、排除してしまう。都市に住んでいると何が意識から抜けてしまうかというと、自然の中でも災難が抜けてしまう。何か災難が起こると不祥事《ふしょうじ》だと言って責任者をつるし上げるわけです。

生老病死《しょうろうびょうし》は人間の自然です。生まれるときに親に相談を受けたことはないし、意識的に、予定して生まれたわけではありません。いったん生まれると日一日と年をとる。そしていずれ病気になって死んでしまう。しかし、今の人はそれを意識から排除しているのです。都会ではこういうものは特殊なものと考えられています。生まれるところは現在ではほとんどが病院、死ぬところも東京では九〇%以上は病院です。昔は自宅で死ぬのが普通でした。病院は日常生活から追い出された生老病死を収容するところなのです。

本来は生老病死が人生の筋、当たり前のことなのに、今はこれが全部問題とされます。生も自然でない。日本は特定の病気にかかった人が、普通に町を歩けないような国であり、そういうものを社会から排除し、徹底的に都市化をしたのです。

日本が輸出入に頼って暮らしていることは、小学生でも知っています。輸出入に頼って暮らすというのは何かというと、それが都市です。現代の日本は、日本全体が都市になった。だから田舎からものを持ってきて暮らしているが、田舎を訪問したことはほとんどないのではないでしょうか。

バリ島に行って帰ってこない若い女の子がいますが、あれは田舎に帰っているのではないかという気がします。今では日本中都市になってしまっていて、帰る田舎がないから、あのようなところへ行くのでしょう。私もブータンやベトナムに行きますが、非常にホッとします。昔の日本の田舎そのものだからです。田舎が世界に移り、日本全体が都市になってしまいました。

こういう環境の中では、明らかに女の人のほうが損です。都市ができると「女・子ども」という概念ができる。女・子どもというのは、基本的により自然に近い人を言います。女性は月経・妊娠・出産があり、都市の高層ビルで働いていても、おなかが大きくなるのは避けられません。では、高層ビルでお産をし、子どもを育てるかというと、普通ならそうしません。つまり、本来人間が持っている自然は、どうしても女性のほうに強く表れてしまう。

そうすると、社会が都市化すると、どうしても女性が割りを食うことになります。それがおそらく都市化の中の男性中心社会の基本的な始まりであったと思われます。ブータンのように、自給自足の農村に行くと、財産は女性が相続します。男は何をするかというと、ただ出たり入ったりするだけです。そのように、都市化していないところではまったく状況が違う。しかし都市化すると女性と子どもは割りを食うのです。

それがはっきりと書かれている最も古い文献は『論語』です。「女子と小人は養いがたし」。これは都市社会における人間関係の原理をはっきりと述べたもので、都市社会の原理です。孔子は人間が意識的に設計したのでないものについては語らないという姿勢をとっています。

「怪力乱神を語らず」とは根本的にそういう意味です。人間の自然についても孔子はまったく同じ態度をとっています。孔子は弟子に「詩を読みなさい、詩を読めば動植物の名前を覚えるから」と言う。つまり、孔子の説教の相手は都会に住んでいて動植物の名前もわからない、完全な都会人だということがわかります。

だから毛沢東は孔子を批判した。毛沢東は農村の出身で、基本的な感覚は農民です。中国は八割が農民で、都市の住民は二割に過ぎません。都市の住民が文字を書き、情報を発信する。だから日本人は古くから中国は都市であると誤解してきただけです。

紀元前二五〇〇年から中国は都市文明をつくってきた。インドや中近東も同じです。インドも古くから都市をつくってきました。都市は四角いので門が四つあります。仏の説法では、釈迦が都市を出ようとして四つの門を通ろうとすると、最初の門で赤ん坊に会い、次の門で病人に会い、次の門で老人に会い、次の門で死者に会う。インド人は何千年も昔から都市とは何かを知っていました。都市の生活から一歩でも出ようとすれば、自分が抱えている自然そのものに出会いますよという説法です。

今の社会では、これがすべて問題だという。高齢化社会、安楽死、脳死、末期医療、みんな問題だという。しかし逆さに考えると、みんな当たり前のことで、それを問題だというのが問題なのです。それに気がついていいのは、どちらかというと女性ではないかと思います。

ヒトを見る目　〈おしゃべり新年会にて講演〉

人間は、自分ができることの説明ができない

人は自分で自分のやっていることを、よくわかっていない

「ヒトを見る目」っていう題は、私が好んでつけたわけじゃありません。『広告批評』(二〇〇九年四月に休刊)の方っていうのは、仕事でときどき私の自宅にまで来られる。島森さん(島森路子、二〇一三年四月二十三日没)も来たことがあるので、今日は本人がいないから言うんですけども、たぶん女房を見て「ヒトを見る目」という題をつけたんじゃないかって気がするんですね。女房を見れば人を見る目なんかないことはわかりきってる。なんでこんな題つけやがるんだろうと思いましたけど、『広告批評』というのは、意地の悪い人が集まっていますから。

私がこれまで見てきた人というのは、だいたい死んでますから(笑)、これはもう、「見る目」もなにもない。非常にはっきりとそこに見えていまして、それがなんだって言えば、これまたなんとも言えないものだったりするんです(笑)。

最近はほとんど飲みませんが、昔は私もよく酒を飲んでまして、一〇年ぐらい前、いや、もっと前かもしれませんが、よく新橋あたりの飲み屋で飲んでいたんです。そこに、中国人のホステスがだんだん増えてまいりまして、連中のおしゃべりを聞いて

いると、「明かり消せば、女みんなおんなじね」なんて言ってる。中国人ってずいぶん乱暴なこと言うなあと思ってましたけど、確かに明かりを消したらなにも見えない。いまは舞台が明るいんで、客席の皆さんの顔がよく見えなくて残念なんですが、見えることで、初めて男が見た女とか、女が見た男とか、いろんな見方も出てくる。

しかし、亡くなってしまいますと、一視同仁《いっしどうじん》、どんな人もおんなじように見えまして、皆さん、大変静かにしておられるわけですね。しかも、これがなかなかいいものだったりする。見ていますと、「祇園精舎《ぎおんしょうじゃ》の鐘の声、諸行無常《しょぎょうむじょう》の響《ひび》きあり」って感じがしてまいります。『平家物語』ですね。

私は最近知ったんですが、祇園精舎というのはインドのお寺でして、なんで「諸行無常」かというと、その祇園精舎に無常堂というお堂があるんです。お寺ですから坊さんがいっぱいいて、坊さんも当然死にますから、坊さんが死にそうになると、その無常堂に運ばれる。坊さんのホスピスであると同時に、四隅に四つの鐘が下がってまして、いよいよ死ぬとなると、鐘が勝手に鳴るんだそうです。

鳴り方も決まっていて最初の鐘は「諸行無常」で次の鐘が「是生滅法《ぜしょうめっぽう》」、三番目の鐘が「生滅滅已《しょうめつめつい》」で、最後の鐘が「寂滅為楽《じゃくめついらく》」。そんなふうに鳴るという、なかなか難しい話ではありますけども、一言で言うと、要するに「諸行無常」という感じがする。

私がヒトの見方でいつも思い出すのは、これは源田実《げんだみのる》(元日本海軍軍人)が書いているんですが、戦時中、パイロットがどんどん撃ち死にしていく。人数がどんどん減ってしまうので、補充しなきゃならない。でも、パイロットというのは育てるのにコストもかかるし、急いで育成しなくてはならないから、誰でもいいというわけにはいかない。

そこで、選別するために、軍隊がパイロットとしての適性を調べたわけです。だけど、どういうふうにやっても、なかなかうまくいかない。最終的にどうしたかというと、よく当たると評判の人相見を連れてきて、パイロットとしての適性があるかどうか、若いやつを順繰りに見せたんですね。で、結局それが一番良かったと、源田実は書いているんです。

そして、これは日本だけのことではなくて、じつはアメリカでもまったく同じ問題が起きていた。で、アメリカの場合はどうやったか。当然のことですが、あちらは心理学者を連れてきまして、パイロットにふさわしい人間の選別をやらせたんですね。

で、その中にギブソンという心理学者がいまして、この人がどうやったら効果的な選別を行えるのかを、いろいろ研究した。

まず思いついたのは、目のいい人を選ぼうということです。ところが、いざそれでやってみると、別に目がいいからパイロットの適性があるとは限らない。よく考えてみれば、空を飛んでるときは、何かが特別に見えるわけじゃなくて、空しか見えないんですからね。

だったら、パイロットに適する目のよさというのはどういうものなのか。パイロットにとって一番重要なことというのは、じつは飛行場に降りることなんですね。一番事故が多いのは、なんといっても着陸のときですから。そこで彼が考えたのは、着陸のとき、パイロットはどういうふうに飛行場なり、滑走路なりを見ているんだろうか、ということだったんです。

飛行場というのは、思い出してみるとわかりますが、滑走路という味もそっけもないようなコンクリートの道路がスーッとありまして、その周りに芝生か何か、雑草が生えてることが多い。遠近感もはっきりしないし、そんなところを、一体どんなふうに見ながら降りるんだろうか。

そこで思いついたのが、「肌理《きめ》」が違うんじゃないかということだったんです。滑走路に近づいていくと、草にしてもベターッと緑だったのが、だんだん一本一本見分けがついてくる。肌理が変わってくるわけです。そんなふうにして、ポイントは肌理の動きじゃなかろうかという仮説を立てて、実験をやっていくうちに、結局パイロットの選別はどこかに行ってしまって、「アフォーダンスの理論」というのができてきた。

アメリカでは、心理学の新しい領域がパイロットの選別によってできてしまったんです。日本の場合は、それが人相見になってしまったわけで、これもまた、文化的伝統というのか何か知りませんが、とにかく、このギブソンという人の心理学は、今ではギブソニアンと呼ばれて、専門に研究している人までいる、大きな分野になっています。

こんなことを、なんでこんなに長々とお話ししたのか。それは、パイロットが世界をどういうふうに見ているかという問題をさらに一般的な問題として考えてみると、動物は世界をどう見てるのか、という話になってくるからです。

かつて、そういうことを研究した人がいるかどうか調べてみると、やっぱりちゃんといるんですね。チャールズ・ダーウィン。あの進化論で有名なダーウィンです。彼はミミズの研究でも有名でして、ミミズで何をしたかというと、西洋のミミズというのは、日本のミミズと違って、自分で穴掘ってその穴の中に入っている。その口を葉っぱで塞ぐんですが、ダーウィンが調べたのは、穴を塞いでる、その葉っぱだったんですね。

ミミズが葉っぱで穴をどうやって塞ぐかというと、葉っぱには先の尖った端と鈍い端があるわけですが、たいがいのミミズが、その尖った端を引っ張りこんで蓋をするわけです。ダーウィンはいろいろなミミズの穴を調べて、そのことを発見した。

暇な人もいるもんだと思うけれど、そこでやめないのがダーウィンのえらいところでして、次にどうしたかというと、今度は自分でミミズを飼ったんです。箱の中にミミズと土を入れて、葉っぱの代わりに紙を切って入れてみた。

そうやって、尖った端と鈍い端をつくって、どっちの側から引っ張るのかを観察したら、やっぱり尖ったほうから引っ張りこんでるんですね。なんでミミズが、葉っぱの一方が尖ってて、もう一方が丸いということをわかっているのか。これは、いまだにわからないんです。だから、動物が世界をどう見ているのか、じつはよくわかっていない部分のほうが多い。

そして、よくわからないということに関しては、じつは我々もまったく同じなんですね。「ヒトを見る目」という題をいただいてはいるけれど、人間というのは、自分で自分のやってることをよくわかってない。つまり、「ヒトを見る目」どころじゃないってことを、今お話ししてるんですが、典型と言っちゃ悪いですけども、こういうテーマで私がよく考えるのが、ジャイアンツの長嶋茂雄終身名誉監督なんですね。

長嶋さんは、ご存じのように名選手です。じゃあ、野球とはなんなのか。理科的に言うと、あれは完全に物理学です。ボールが向こうからある速度で飛んできて、回転してたりしてなかったりするわけですが、要するにそれを棒で引っぱたく。その結果、ボールがどっかに飛んでいくという、領域で言えば、理科系では完全な古典力学に含まれる。最近は「野球の物理学」とか「物理学としての野球」とか、そういう本がいろいろと出ていますが、そういう本が書けるくらい、野球は完全に物理で説明することができる。

そこで、私は考えるんです、長嶋さんに物理の勉強させたらどうかなあと。でも、あの方には学生時代からいろいろと逸話がありまして、どうも物理をやらせても駄目じゃねえかって気だけはなんとなくしたりする（笑）。ところが、やってることは、完全な物理学なんですね。あの人ぐらいホームラン打てる人はなかなかいない。

だとすれば、彼は古典力学であるニュートン力学をほかの人よりマスターしているはずなんですが、それがいわゆる物理になると、わからなくなるわけです。そして、問題はそれがどういうことかということです。

ちょっと別の言い方をしてみましょう。テレビもよく取り上げるし、最近の若い人が好きなものに超常現象とか超能力とか、そういうものがありますね。私、よくご忠告申し上げるんですが、そんなこと言ったら、長嶋さんなんか、典型的な超能力者ですよ。物理のことは全然わからないのに、あれだけちゃんとボールの物理的な取り扱いができるんですから。これも、人間は自分のことがわからない、ということの典型ですね。

長嶋さんの説明をすると、あれは、脳でやっているに違いないんです。筋肉も必要ですが、皆さん方だって、普通の筋肉はお持ちなんだから、ボールぐらい打てないわけはない。問題は脳でして、脳というのはコンピュータみたいなものだとお考えいただければいいんですが、脳の中に、いわばソフトウェアが入っているんですね。つまり、長嶋さんの持っているソフトを使えば、あれだけのホームランが打てるということになる。

我々の祖先というのは、最初は水の中に住んでいて、シーラカンスみたいな格好をしていた。今からでも、五億年ほど遡《さかのぼ》れば、ああいう格好になっちゃうわけです。ただ、その後一回も途切れることなく、親が卵を産んで、卵が親になって、その親がまた卵を産んでという繰り返しを続けていたら、いつの間にかその卵から、人間ができるようになってしまった。

じゃあ、魚の代で何をしたかというと、陸に上がったわけですね。陸に上がって歩かなきゃならないし、いろいろと運動しなきゃいけないとなると、脳の中に運動のソフトがどんどんできてまいります。その運動が下手なやつはどうなったかというと、それはほかの魚に食われたか、とにかくいなくなっちゃいまして、だんだんソフトがリファイン、つまり洗練されてまいります。五億年もかかってるんですから、そりゃあ、いいものができてくる。

ですから、我々の身体というのは、重力の性質というものを非常によく心得ていて、なにも長嶋さんに限らず、すでにそれなりのソフトを、自分の中に持っているんですね。ここからあっちに歩こうと思えば、まったく間違えないで歩けるわけで、右の足をどのへんに置いて、次に左の足をどのへんに置いて、なんて考えながら歩いたら、かえって足がもつれてしまう。そんなことをしないで歩けるってことは、皆さん方の脳の中にソフトが完全に入っているということなんです。

そうしたソフトを、ニュートンはニュートン力学という形で、頭の中から外に出してみせた。どうやったかと言うと、ニュートン自身の頭を使って、脳というコンピュータの中のあるソフトを、横から調べてみたんです。

頭の中のソフトを横から調べると、一体何が起こるのか。縦に書いてあるソフトに、横から妨害が入ってくるんですね。すると、いじっちゃいけないソフトをいじっちゃうわけで、今度は縦に書いてあるソフトがうまく動かなくなる。

そのおかげで、ニュートンは運動選手にはなれなくなった。私は東大で長い間教えてましたが、東大の学生というのは、運動のできないやつが多い。ご存じのように、野球でも最下位を走っています。それはなぜかと言いますと、自分のソフトを横からいじってるんだろうと、こういうことになるわけです。

だから、皆さんは物理が大嫌いかもしれませんけども、かなりの方は物理的運動のソフトを、好きも嫌いもなく、自分の頭の中にお持ちなんですね。たとえばこの椅子だって、背もたれの部分を片手で持ち上げてバランスをとれば、グラグラさせずに止めておけるわけで、これは力学ではどういうことかと言うと、釣り合いの条件を満たしてるということです。

釣り合いの条件を満たしてるってことを理屈で教えるのは、もうそれだけで大変です。しかし、我々は力学をちっともわからずに、その実践をすることができる。そう、人間てのは、自分ができることの説明ができないんです。

先ほども申し上げましたが、これはある見方をすれば、超能力です。なぜなら、自分でわかってないのにできちゃうんですからね。で、わかるとすれば、それは古典力学がわかるということで、これについては、かなりの人がわかっていないということがわかっています。

なぜそんなことがわかるのかというと、たとえば東大の入試をしてみればすぐわかる。入学試験で学生をとるのに、古典力学の範囲から問題を出せば、ちゃんと学生の選別ができますから。できるやつとできないやつ、わかってるやつとわかってないやつとは、そこで分かれてくる。私たちが人のことがわかるというのは、じつは、横から見たプログラムの見方であるということなんですね。

これは、言い換えれば、自分のプログラムがどのくらい読めてるか読めてないか、ということでもある。ただ、読めたらいいのかと言えば、そう簡単には言えなくて、読めたら読めたで、今度はプログラムが壊れてしまって、肝心の運動ができなくなる。どちらもオーケーというわけには、なかなかいかないんですね。

なぜ宮本武蔵は、一度も敗れなかったのか？

頭の中のソフトを読むことについて、日本ではどうやっていたのかというと、私はよく宮本武蔵だって言うんですが、宮本武蔵というのは生涯に六十何度戦って、一度も敗れたことがなかった。どういうことかというと、コンピュータが二つ競争したと思えばいいんです。

相手のコンピュータのプログラムを、こちらのコンピュータのプログラムが全部含んでいて、それ以外にプラスアルファがついていた。そうなると、どうしたってプラスアルファのついているほう、つまり、宮本武蔵が勝つことになる。基本的には同じプログラムでありながら、プログラム自体を大きくするというのが、宮本武蔵のやり方だったんです。

西洋型がソフトを横に出すやり方だったとすれば、日本型はそれを縦に深めていった。これは、横に出せばそれなりのわかり方ができ、縦に深めればそれなりの使われ方ができる、ということでもありますね。

ですから、ものがわかるということは、長嶋が力学を理解するとおそらくホームランが打てないように、だいたいが役には立たない。というわけで、わかったようなわかんないような話でしたが、どうぞお許しください。

■子どもと自然　〈鎌倉愛育園にて講演〉

子どもを育てるとは「手入れ」をすること

鎌倉の松は、なぜ消えてしまったのか？

　私は生まれてからずっと鎌倉で育って、結局は最後まで鎌倉に住んでいると思います。今もこの保育園の裏で、園長先生と鎌倉も変わったという話をしていました。どこが変わったかといいますと、一つは「自然」ですね。ちょうど下で今、ワーワー声が聞こえていますが、あのくらいの子どものときには私はよく海岸に行っていました。今でも覚えているのは何かというと、カニです。

　コメツキガニといいまして、三浦半島に今ではほとんど残っていないと思います。ただ油壺《あぶらつぼ》の近くの小網代《こあじろ》というんですが、完全に海岸が保存されているところがあります。そこに行けばいます。昭和四〇年代、滑川《なめりがわ》の河口で見た記憶がありますから、もしかするとまだ生きているかもしれない。砂浜に小さな穴を掘りまして、よく見ないと気がつかないんですが、砂が盛り上がっています。近くでよく見ると、じつは非常にきれいです。というのは、砂が全部まん丸の粒になっているからです。カニ自体は小さくて、一センチもない。色合いが砂の模様みたいになっていまして、それをよくじっと見ていました。そばへ行きますと、穴の中へすっと引っ込んじゃう。しーんとしていないと出てこない。出てきたカニを見ていると、なぜか一生懸命砂を丸めている。

その次に同じカニでも、アカテガニ。これは今では一匹もいないんですね、ベンケイガニと言っていましたが。滑川の岸に石垣をつくってあるところでは、石垣の間の穴に入っていました。学校が終わると、幼稚園のころからですが、バケツを用意して、割り箸を一本持って、箸で穴からカニを追い出す。鋏《はさみ》が大きいので、子どもは鋏が怖《こわ》いですから、挟《はさ》まれないように捕まえてバケツにいっぱいとってくる。とってどうするって、覚えてないいんですけども、別に何にもすることはないいんで、要するにとっているだけなんですね。今はそれが一匹もいなくなりました。本当に驚くべき変化ですね。

学校が終わると、滑川へ行って、魚をとっていました。当時は魚をとるといっても、道具も何にもないんで、どうするかというと、ざるを持っていきました。ざるが一番いい。

ざるを持って行って、石を起こして、下にいるハゼの仲間をとる。今思えばヨシノボリですね。水がきれいな場所ですと、カジカの仲間もいる。あとはウナギもいます。

ウナギはざるじゃとれません。ただ小さなウナギならとれる。ざるに入れても、大きなウナギはざるを登ります。それで逃げてしまいます。那須良輔《なすりょうすけ》という漫画家がいて、滑川でウナギを釣っていました。

その川が完全にダメになったのが、たぶん昭和四〇年代だと思います。私は小町《こまち》に住んでいましたが、琴弾橋《ことひきばし》のあたりは、ゲンジボタルが非常にたくさん飛んでいました。今は出るか出ないかわからない、たぶん出ないんじゃないかと思います。六月の末になるとゲンジボタルが飛んでいました。ヘイケボタルは田んぼのあるところにはかなりいました。今はもうまったくいないかもしれません。そんな状況でした。

何が言いたいかといいますと、今の子どもさんを見ていると、ずいぶん違うなと思うんですね。私の場合には、戦争中ということもありましたし、さらに戦後すぐでも、大人が子どもをかまっている暇《ひま》がなかった。大人は暇がないので、子どもは、学校が終わったら勝手気ままに子ども同士でどこかへ出かけて遊んでいました。その遊ぶ場所もずいぶんあって、私の家の周りも空き地がありました。

トンボが空き地にものすごい数集まります。モースというアメリカ人が明治時代に日本に来て、東大で動物学を教えました。日光まで行って、中禅寺湖に行って驚いたと書いている。トンボが顔にぶつかるというんですね。「こんなにトンボの多いところを見たことがない」と書いています。

私、何年か前の夏に北ベトナムにまいりました。ハノイに行き、郊外に車で出た瞬間から、ものすごい数のチョウを見ました。カワカミシロチョウという名前のチョウで、台湾に行くといますが、これが非常にたくさん発生して、山の斜面がほとんどチョウで埋まっていました。嫌いな人はもうたまらないでしょうけれど。

ご存じかどうか知りませんが、チョウ道《どう》というのがあります。この辺でもそうですが、チョウは決まった道《みち》を飛ぶ習性があります。飛ぶルートがその時々で決まっています。チョウの数が非常に多いと、これが白い航路になって見えるわけです。チョウが切れてませんから。あまり数が多いと道となって見える。そして山のてっぺんに来ますと、状況が変わるんだと思うんですが、ばらけるのです。この山のてっぺんに立って見てますと、時々頭の上の空がチョウでいっぱいになります。

こういう時代は、日本にもあったはずですが、もう今ではとても考えられません。トンボやチョウは非常に数が減りました。数が減った理由は複合的です。いろいろあると思いますが、田んぼが農薬漬けになり、里山《さとやま》は手入れされなくなりました。

日本の山は森で覆われていますが、これには自然林と人工林があります。本来の自然である原生林は、人間がほとんど手をつけてない。これはもう日本ではほとんどありません。原生林のような形で残してあるところはいくつかありますが、関西ですと奈良の春日山です。春日大社の裏山。鎌倉ですと、八幡様の裏山が何十年か放ってありますが、あれをあと五〇〇年ぐらい放っておきますと、春日山みたいになるかなあと思います。そういうふうなタイプの、人がほとんど手を入れない山では、世界遺産に指定された白神《しらかみ》山地が有名ですね。あと屋久島がそうです。

もう一つが人工林で、全森林の面積の四割を占めています。日本の多くの山は戦後スギ林になりました。でも、スギの値段が安くなって、切っても採算が合いませんので、間伐もしないで放ってある所が多い。九州で台風が来たときに、このスギ林が崩れて大変なことになった。これは戦後に国策《こくさく》としてスギを植えろと言ったんです。そのために植えたんですが、植えた面積が広過ぎました。スギ林の中には昆虫があまり住まないんで、私はスギ林は嫌いですけど。たとえば箱根へ行かれますと、芦ノ湖の向こう側が大体、そうなっています。

あとは田んぼのわきにある里山で、これは私どもが子どもだったころは、この辺もそうでした。里山で何をしていたのかというと、そこに時々人が入って、例えばカヤをとって茅葺《かやぶ》きの材料にしてたんですね。あるいは炭を焼く、家畜の飼料をとる。そういったために使っていた山が里山で、人間が必ず入っていました。

戦前の鎌倉の写真を見ますと、おそらく皆さんびっくりされると思います。今、我々が見ている鎌倉の山の風景と非常に違います。どこが違うかというと、かつての鎌倉の山は、ほとんど松だけなんです。その松も、間を置いて生えています。これは人が入って使っていたということをあらわします。あとはクヌギとかナラとか、要するに薪炭林《しんたんりん》。つまり炭の原料になるような木が生えていました。

鎌倉あたりの里山に手を入れないで放っておくとどうなるかというと、いわゆる常緑広葉樹林になります。これは照葉樹林《しょうようじゅりん》と言っています。そういう自然の変化が今の鎌倉を見ているとよくわかります。つまり一言で緑《みどり》と皆さんおっしゃるけれども、残っているのは里山ではなくて、今の鎌倉の場合には、放置しておいたときに生じてくる照葉樹林の形が始まっているのだと思います。

私が子どものころに遊んだところへ最近登ってみますと、非常に景色が悪いんですが、なぜ景色が悪いかというと、木がどんどん茂って、昔見えたところが見えなくなったからです。

鎌倉で松枯れが起こったのがじつは昭和二〇年代の初めです。若宮大路《わかみやおおじ》は松の並木でしたが、そのうちのほとんどが枯れました。今、松は一《いち》の鳥居《とりい》の近辺にわずかに残っていたかと思いますが、八幡宮の方までずっと松があったんです。それがほとんどなくなった。なぜ二〇年代に松枯れがどっと起こったのか。この原因をよく松食い虫と皆さんおっしゃいますが、根本の理由は戦争中に人手がなくて山の手入れをしなくなったことではないか。何が起こったかというと、下草が非常に茂ったのだと思います。これが生えますと湿気《しっけ》ます。松は乾いたところに生えるので、根にカビが生えたりして松が弱ります。弱ると虫がついて枯れる。

ではどうするか、答えは非常に簡単なんですね。どうするかというと、その山を使えばいい。つまり下草をしょっちゅう払っていればいいんですが、これを今やらなくなりましたから、私は森は日本の原風景に戻っていくんじゃないかと思っています。

日本の河川で、戦争中につくったダムが一個だけありますが、ダムがほとんどないのが唯一四国の高知の四万十川《しまんと》で、ご存じだと思います。この間、私は広島の上下《じょうげ》という町へ行きまして町長さんと話をした。町長さんが、今年の夏は子どもたちを連れて四万十川へ行ってきたと言っていました。舟遊びをやった。子どもは嫌だ嫌だと言っていたんですが、連れて行って、舟へ乗っけてしばらく遊んでいたら、帰ってきてから、結局「お父さん、あれが一番よかった」と言っていたと。

町長ですから、向こうの自治体の方と話をして、「おたくは偉いですな」と、上下の町長さんが言ったそうです。そうしたら、「何でですか」と言うから、四万十川をちゃんとこうやって保存して、きれいな川を昔どおり残している。ところが、「そんなことないですよ」と、高知の人が言ったというんです。「高知県はお金がないから工事ができなかっただけです」と。マラソンの一周遅れのランナーです。一周遅れてくると、こういうふうに時代の変化の速いときには一番前に立てるという例ですね。

結局、「身に付いたもの」だけが財産となる

私は解剖を専攻しましたが、東大医学部で解剖を始めたころは、解剖なんて時代遅れだという感じでした。死んだ人なんか調べて、いまさらわかることありますか、と言われました。解剖学なんて四〇〇年も五〇〇年も歴史がありますから、玄人《くろうと》でもそ

ういうふうに言っていました。今さらそんなことをやったって何もわからんでしょうと。そういう仕事をやっていましたが、一周遅れのランナーということで、おかげでずいぶん得をさせていただきました。

余計なことかもしれませんが、子どもさんをお育てになるときに、将来のことなんかお考えになるときに、あまり今の世の中に合わせないほうがよいと思います。これは大学の教師がよく言っていることですが、就職を考えるときが典型的にそうで、若い人に選ばせると、そのときに景気のいい企業に入る、これは有名な話です。

僕が学生のころもそうでして、僕が学生のころに景気のいいところ、あったんですが、それが今になると、どうしようもない不景気なんですね。四〇、五〇年先なんてとても読めませんから。むしろ一番いいのは、どういう時代になっても人間のすることを考えてみることで、これなら大体わかる。当たり前ということはわかるので、何がつぶれて何がつぶれないか、つまり、流行《はやり》とは何かということが何となくわかってくる。

要するに、「身に付いたものが財産である」ということです。私の母は極端な人でしたが、そのことを私が医者になる前に話してくれました。ハンス・セリエというオーストリアの医学者がいます。皆さんストレスという言葉をご存じだと思いますが、ストレスという言葉は、じつはセリエがつくったんですね。ストレス症候群という言葉をつくりました。

　この人はもう古い人ですが、ウィーン生まれで、お父さんはオーストリアの貴族でした。何が起こったかというと、第一次世界大戦が起こりまして、ご存じのようにオーストリア・ハンガリー帝国というのが分解してしまいます。今の小さなオーストリアになっちゃった。そしてセリエのお父さんは、自分が先祖代々持っていた財産を失います。それで亡くなるときに、息子に言う。それが、財産とは自分の身に付いたものだ、ということなんです。お金でもないし、先祖代々土地を持っていたって、そういうことがあれば結局なくなってしまう。だけれども、もし財産と思えるものがあるとすれば、それは墓に持っていけるものだと。

　お墓に持っていけるものというのは自分に身に付いたものです。家も持っていけません。土地も持っていけません。お金も持っていけないですが、自分の身に付いた技術は墓に持っていける。だからそれが自分の財産だと。

　そういうふうな非常に強い社会的な変化を受けて生きてきた人は、みんな同じことを言うみたいで、考えてみるとうちの母もそうなんですね。戦争を経験していますし、関東大震災も通っていますし、そういうところを通っていますと、やっぱり財産というのは身に付いたものと考えるようです。今の若い人はよくお金のことを言うんですが、そうじゃなくて自分の身に付いたものだというのは、極端な状況を通らないとなかなか悟らないことです。セリエのお父さんが墓に持っていけるのが自分の財産であると言っていたように、やっぱり身に付いたものが財産であると。

現代の状況を見ていますと、若い方は全然違うことを考えているような気がしないでもないですね。僕は大学に長いこといましたから、率直に申し上げますが、例えば大学で中堅どころ、二〇代、三〇代の人が何を考えているかというと、いかにして自分のポジション、社会的な位置を確保するかということをいつも考えています。これは気の毒だなと思っていました。

私のころは、そんなことは考えませんでした。解剖をやったのはなぜかといいますと、医学部を出て解剖なんかやったら食えないよというのが世間の通り相場で、食えないところで何とか生き延びているんですから、それだけでありがたいと思っていたわけで、これ以上どうとかということを考えないで済んでいました。

なんで親は、子どもの教育に自信をもてなくなってしまったのか？

私は鎌倉のハリス幼稚園に通わされていたんですが、別に行きたいから行っていたわけではない。ただ、そのときの状況を考えてみますと、大体半ズボンに決まっていたんですね。そして、履くものが何もないから運動靴で、戦争中ですから、もう穴があいています。ハリスはまだ私立だからよかったんですが、小学校に入ってから、時に母親が新しい靴なんか買ってきて、それを履いて学校へ行ったら、帰りにはないんですよ。新しいのは誰かが履いて行っちゃっていますから。そういう時代ですから、新しい靴は履かないほうがいい。それから、靴下なんかありませんから、当然素足です。あんなの、あったってすぐ穴があいちゃいますから。それで半ズボンで素足で、だから冬は寒いんですね。それが当たり前だと思って暮らしていました。

食べるものというと、サツマイモとカボチャですから。私の世代は、お聞きになればわかると思いますが、たいていの人がサツマイモとカボチャはもう食わないと言っています。一生食う分、もう食ったと。懐石料理で、たいてい最近はサツマイモとカボチャが入っていますが、それだけは残すというのが我々の世代です。

そういうふうに暮らしてきて、自分たちの子どもを育てて、そのときは一生懸命やって、そんなことは考えたことはありませんでしたが、今ごろになってふとおかしいなと思うことがあるんです。それは、うちでよくけんかになる話なんです。大げさなけんかをするわけじゃないんですが、たとえば本田宗一郎とか松下幸之助とか、偉い人がいますね。小学校しか出てない。苦学して偉くなって、お金持ちになった。そういう人が、時々新聞に出ているんですが、奨学金をつくるわけです。何が新聞に書いてあるかというと、自分は若いときに苦学して大変だったから、若い人が勉強をするために奨学金を出してやると。

そういう記事を見ると、女房にけんか吹っ掛けて、何だ、これは、おかしいじゃないのというわけ。自分が貧乏して苦労して偉くなったんだから、若い者も俺と同じようにしろと、なぜ言わないんだろう。それでお金もらって楽させたら、じゃあ若い人はよくなると思っているのかなと。そうすると女房が、そんなへその曲がったことを言うもんじゃないと、そういう議論になるわけです。

だけれども、この問題を私は案外深刻な問題かなと思っています。なぜかといいますと、私どもが親としての世代として考えてみると、子どもに自分の育った環境とはまったく違う環境を与えてあげている。そうすると、親が子どもの教育ができなくて、当たり前なんですよ。違うんだから。違うことをやらせちゃっているわけですから。これがどこまで効《き》いてくるかというと、影響はかなり大きいんですね。

世界遺産に広島の原爆ドームが登録されたときに、日本の代表がじつは根回しをしました。新聞に出ていたと思いますが、どういう根回しをしたか。世界遺産に選ぶことの意味づけについて一切議論しない、しないでくれという根回しをいたしました。そして、それに対して、中国とアメリカが文句を言ったんじゃないけれども、態度を保留した。つまり、日本はどういうつもりで、どういう意味合いであれを保存しようとするのかと。この根回しは、ご存じのように核兵器反対とか、そういうことを正面に出したくないということでやったんだと思いますが、極めて日本型です。はっきりとさせないで、ともかく登録するという点では、それは成功したわけです。

それはよろしいんですが、皆さんもお気づきだと思いますが、中国なり韓国なりが日本に対して言うことがあります。それは歴史のことです。近ごろは慰安婦問題というのがありまして、私のところに分厚いコピーを送ってきた方があります。それは現在出ている教科書です。使われている教科書のコピーでして、こういうふうに書かれていますと。それはけしからんという人なんですが、とにかくそういうふうに歴史に関して議論がいろいろある。

今申し上げていたことでおわかりだと思いますが、少なくとも私どもの世代は、自分が育った育ち方をよしとしない。はっきり言えば、カボチャとサツマイモと、半ズボンと、あれはまずかった。だから子どもには冷蔵庫を開ければいつでも食べ物が出てくるようにしてと、こういうふうにやっている。そうすると、つまり自分の過去を否定してしまった人というのは、他人にどうしろと言えなくなるということに気がつきます。それが今申し上げた歴史観の問題ですね。

ですから、それを大げさにしていきますと、日本という国がどういうふうに動いてきたかということを、どういうふうに把握するかということが言えなくなるんです。違うやり方もいいでしょうと。やってみて、違う育ちかたをした今の子どもが大きくなってみますと、これはちょっとおかしいんじゃないかと、今度は言い出す。これも変な話であって、自分自身の育ちを肯定するのかしないのか、まずそれがあるわけで、それをうっかりといいますか、ある意味で全否定してきたのが現代ですから。そうしますとわけがわからなくなって当然だなと私は思うようになりました。

子どものものを削って、大人のものをつくる時代になった

政治の問題をごちゃごちゃ言ってもしょうがない。あまり好きじゃありません。それではと思って身近なことを考えてみますと、最初に申し上げたような鎌倉なら鎌倉という町がこういうふうに変わってきたな、ということがあります。その中で印象的だったのは何かと言いますと、じつは現在の鎌倉市役所です。私は御成《おなり》小学校の卒業生なんです。そして、あるとき、大学院を出てすぐのころだったと思いますが、鎌倉の市役所が建ち始めたんです。そんなことに興味はなかったんですが、建っている鎌倉市役所を見て、そこではっと気がついたんですね。まず第一に、あそこに諏訪神社があって、池があったんですが、それがなくなった。しかも、あそこの敷地は御成小学校の敷地にずっとつながっているところで、私どもが子どものときは分教場《ぶんきょうじょう》がありましてそこを使って授業を受けていたこともあります。何を感じたかというと、「子どものものを削って大人のものをつくる時代になったな」と思いました。これは今でもよく覚えています。

ちょうどそのころ私は奄美《あまみ》大島へ行っていまして、インターンのころで、フィラリ

アの検診に行っていたんですが、奄美が日本に返ってきて間もないころで、奄美に対して日本政府が特別にお金を出しました。そのお金を奄美の人は何に使ったか。

当時の奄美には各部落をつなぐ道路がほとんどありません。南半分へは古仁屋《こにや》という町から毎日午後二時になると一斉にポンポンポンと船が出ます。それは何かというと、各部落行きの船。一日に一便なんですね。そういう状態でした。その各部落、何百人という人口ですが、そこに政府のお金で全部鉄筋コンクリートの小学校をつくった。それが頭にあったものですから、鎌倉市というものがまったく逆さに見えました。ちょうど逆のことをやっているなと。

今になってみると、全体の筋がはっきりわかるような気がする。それは戦後の日本というのが何だったかということですが、多くの方は民主化とか近代化とか、いろいろなことをおっしゃるんですが、私はそういうふうに言うと話がわかりにくいなと思います。話の筋が見えない。むしろ戦後起こったことをはっきり言えば「都市化」だろうと思います。

そういうふうに考えると、先ほど申し上げた鎌倉の変化もよくわかるし、それから今の市役所の問題もよくわかります。つまり、結局は都市化したんですね。私が子どもに毛が生えたころからでしたが、そのころから日本中の町にご存じのように「銀座」ができました。何々銀座というのができた。これは何だというと、私どもが住んでいる町は田舎じゃないよという、そういう宣言じゃなかったかと思う。鎌倉にも銀座ができたんですね。

ですから、封建制がどうのこうのとか、新聞なり政治の中にスローガンとして出てくることですが、そんなものはどうでもいいので、それは要するに建前です。本音のところはどうだったかというと、もう田舎には住みたくない、町だと、そう思ったんじゃないかと思います。それでどんどん町にしていったんじゃないか。

それで、町になっていったということはどういうことかというと、人間が自分の考えたものの中、脳みその中に住むということなんです。

そんなことは思っておられないでしょうが、新宿の高層ビルとか、幕張《まくはり》とか、それから横浜のみなとみらいとか、ああいうところへ行かれると、あれこそが典型的な都市です。あそこに置いてあるものは人間のつくったものだけです。本当に人間のつくったものだけ。この建物の中もじつはそうなんですが、この観葉植物だけは人間がつくってない。人間がつくってないんですが、これはここに生えたくて生えているわけじゃない。無理やりここに連れてこられて生えていますから、私はこういうものは「自然」とは言わない。自然というのは人々が考えなかったもの、考えないで勝手にできてくるもののことです。

都市とは、人間の考えたものしか置かないという約束のあるところ

都市というのは、じつは人間が考えたものしか置かないという約束のあるところなんです。ですから、都市では、一番極端には、地面すら自然にあったものは気に入らないんで、泥《どろ》があると気に入らないから、徹底的に舗装《ほそう》しちゃうんですね。

何でこんなに一生懸命舗装するのかといつも思うんですが、雨が降ると泥がつくとか、天気になるとほこりがたつとか言っています。そんなこと嘘《うそ》で、先ほどの戦争中の話でおわかりだと思いますが、泥だらけになるといったって、僕らのころは靴なんか一組しかないんで、泥だらけになって困るんだけれども、今だったら靴なんか皆さん履きかえるのはたくさんお持ちだし、服なんかいくらでもお持ちです。むしろ汚れたほうがとりかえる理由ができていいんじゃないかと思うぐらい、皆さんたくさんお持ちです。それで洗濯も、昔は洗濯板で、井戸水を汲んでやっていたのが、洗濯機に

放り込んだら乾いて出てきますから。私だって洗濯できるという時代になっちゃいました。それなのに、なおかつ地面を徹底的に舗装するのはなぜか。あれ、泥が出ているることが気に入らないんですね。なぜか、泥は人間がつくったんじゃないから。どうもそういう気がするんです。

要するに人間のつくらなかったものは、一応全部気に入らないというのが都会の人なんです。ともかく都市の中には置きたくない。そうすると、おもしろいことがわかります。

まず第一に、人間の身体です。これは人間がつくってない。勝手にできてきた。だから、こういうものはないことにする。隠しちゃう。だから僕が脳の標本を持って歩くと、みんなおかしな顔をするんですが、よく言うんです。東京というのは一三〇〇万の人間が住んでいるが、小指一本落ちてないじゃないかと。それは当たり前か当たり前じゃないかということなんです。私はどちらかというと、当たり前じゃないという感覚なんですが。多くの方がそれで当たり前だと思っている。

何が言いたいかというと、都市化がどんどん進みますと、たぶん困るのは子どもじゃないかという気がする。なぜか。子どもは自然なんですね。都市は人工です。意識がつくったもの。だから、この中に子どもは入れてくれません。ある年齢にならなければ世の中に入れてくれないんです。なぜなら、子どもはまだ自然だからです。訓練し終わって、一応のことがわかるようになって、人間の約束ごとがちゃんと使えるようにならなければ、世間に入れてもらえません。だから、子どもの扱いを見ていると、逆に都市化の状況がわかるような気がする。

私、じつはこの年になって仰天《ぎょうてん》したことがある。それは何かといいますと、東大をやめまして、北里《きたさと》大学に行くようになりました。北里大学というのは相模原にあります。相模原というのはご存じの通り、神奈川県第三位の都市なんです。一位が横浜で、二位が川崎で、三位が相模原なんです。そんな大都市になっているわけです。急速に大きくなった都市なんですね。私は朝一時間目の講義に行きますので、早く出まして、七時ごろの電車に乗って八時台に相模原の大学まで行く。その途中のことなんですが、小学生が、大きい子が先頭にいて、小さい子が後ろについて、一〇人ぐらい歩いて行くわけです。あっ、これは集団登校だと。

これで仰天した。なぜ仰天したかというと、じつは集団登校というのは私が小学生のときにできた。どうしてできたかというと、空襲警報《くうしゅうけいほう》、警戒警報があって、しょっちゅう飛行機が飛ぶ。鎌倉は幸い爆撃自体はなかったんですが、飛行機が飛びますから、年じゅう警戒警報、空襲警報です。そうすると通学の時間にも警戒警報がある。危険だからというので行かない。だけれども、学校へ行かないわけにいかない。当時のことで非常にやかましいですから。たとえば私の場合ですと、横浜銀行の寮がありますが、おんめさま（大巧寺）の境内ですが、あそこに近所の子どもが集まりまして、待っているんです。警戒警報解除になると、上級生が連れて一列で行って、学校の方へ「歩調をとれ」で行くわけです。

つまり何かというと、私は集団登校というやつは、戦争中の特殊事情であるというふうにかたく信じていたわけです。子どもは、当然のことですが、仲良く連れ立って、何々ちゃん、遊びましょうじゃないけれども、学校へ行きましょうといって、それで行くのが楽しかったのであって。ですから集団登校なんかさせられると気に入らないわけです。ああいうのは子ども心に、戦争中だ、しょうがない、非常時の特殊な事情だと思ったわけです。私はそれがいかに間違っていたかというのを、じつは相模原に通うようになってから突然思い知らされたんで、何と現在もその非常時のままでやっている。子どもが学校に通うのに。

私はそこで先ほどの鎌倉市役所と同じですが、やっぱり非常に驚いたわけですね。我々は子どもというものの存在をだんだん認めなくなっている。ですから何が起こるかというと、子どもが二つに割れます。一つは、さっさと大人になる。だから今の子どもは、なれるところはどんどん大人になろうとしますから、非常に生意気になっています。口をきかせたら、もうとてもかなわないというくらいになっている。早く都市化します。都市化すると子どもがませてくるというのは、昔からはっきりわかっているわけです。

ませているというのは、早く大人になるということを、子どもなりに実践しているんだと思います。だけど一方で、これがやっぱり自然ですから、とても大人に追いつかないですから、そういう部分はいつまでたってもちゃんと子どもでいるわけです。それで、大人が何を要求しているのかというと、結局は子どもに早く大人になることを要求しているんだと思います。

それは子どもにとって幸せかというと、間違いなく、あまり幸せじゃない。第一に、今申し上げてきたように、昔の、私が育ったころまでは子どもというものの権利というとおかしいんですが、それをはっきり守っていたと思います。奄美大島じゃないですが、とにかくあれは台風が来たときの住民の避難所なんですが、それでもお金がきたら、まず学校を建て直そうということをやっていました。それは現在ではなくて、将来にかけようという気持ちでだと思います。自分たちの現在はともかく、将来はもう少しよくなるだろうと。

そのためには子どものためにということを考えていましたが、市役所が象徴するように、むしろ大人のためにが先になりました。そういう時代は、私は戦後昭和三〇年代からどんどん始まっていたと思います。それはまさに都市化と軌を一にしている。すなわち人間が考えたように、物事が考えたように進行するのがじつは町の中なんです。それはもういちいち申し上げませんが、お考えいただければわかると思います。私はこのことをよく、「ああすれば、こうなる」で暮らしている、というふうに言っています。

現在がどんどん大きくなって未来を食っていく

このことを別な例で言います。ちょっと難しく聞こえるかもしれませんが、私は子どもがどういうふうに割を食っているのかということで申し上げたいのは、時間の問題なんです。我々は、時間を「過ぎてしまった過去」と「まだ来ない未来」、そして

「ただいま現在」というふうに分けるわけです。時を三つに分けている。未来という一つの方向へ向かって時が進んでいくような、こんなイメージを持つ。

だけれども、この現在って、非常におかしいんです。なぜかというと、こんなふうに決めると、現在って時の一瞬ですから、あっという間に過去になっちゃう。そうすると、現在なんてもの、ないよ、という理屈になってしまう。むろんこれはおかしいんで、誰だって今現在と言うわけです。それじゃ、普通に現在とか今とか言っているのは本当は何なのか。

それは何かといいますと、じつは手帳に書いた予定なんですよ。普通の人はそう思ってないんです。なぜかというと、手帳に書いた予定というのは、これから来るんだから必ず未来だと思っているわけです。だけれども、本当にそれは未来だろうかと考えてみますと、私は今日、ここ富士愛育園に来ますよというお約束を以前からしているわけです。そうすると、たとえば一月前に、スマトラに虫採りに行こうよという誘いがあったとしても、今日の約束をしていますから、そっちの楽しい誘いにのれないんです。ということは、これから一月後の約束がありますと、その一月後にもうちょっといい話がきても、それについていくわけにいかない。これはどういうことかというと、すでに決まっちゃっているわけですから、じつは現在なんですね、はっきり言うと。

我々の日常の生活、特にお勤めの方はよくおわかりだと思いますが、あしたも勤めに行かなきゃならない。あさっても行かなきゃならない。そういうことはきちっと決まっているということは、つまりそれは現在なんです。それで手帳に書かれているのは現在ですよと。こういう別な定義をすると、「今」って何かというと、当然起こるべき未来、すなわち予定された未来、決めちゃった未来のことなんです。そうするとわかってくるのは、都会ではすべてを予定しようとしますから、現在がどんどん大きくなって未来を食っていくということなんです。

このことに気がついたのは、ミハエル・エンデという小説家、ドイツの方ですが、『ネバーエンディング・ストーリー』という映画をごらんになった方はよくご存じだと思います。その原作者で詩人でもあるんですが。ミハエル・エンデの奥さんが日本人で、『モモ』という小説があるんです。

この『モモ』というのは、ある古い町に何か変な少女がやってきて、突然住み着くんです。それで、周りの人と、町の人といろいろな話をする。町の人が、おまえどこから来たのかとか、いろいろ聞くんですが、年はと聞くと一〇〇歳とか言ってるんですね。小さな女の子が。それで、その子と話していると、みんなが何となく幸せになる。ほんのり幸せになってくるんですね。そうやって、何か知らないけれども、モモが住み着いている。

ところが、なぜかわからないが、町の人がだんだん不幸せになってくる。その理由なんですが、灰色の服を着て、灰色の帽子をかぶって、黒いかばんを持った男たちが密かに働いている。忙しそうに。それがじつは何ていう名前かというと、『モモ』の中では「時間泥棒」と呼ばれている。

時間泥棒は何をするのかというと、皆さんのところへ行くわけです。そして、あなたは毎日毎日の生活は何をしていますかと聞く。たとえば恋人がいて、週に二回会うことになっていて、歌が好きですから一時間歌を歌っていますとか言うんですね。そうすると一時間は長いから三〇分にしなさい。年とったお母さんがいて、週に一回行くことになっていて、一回行くと一緒に食事をして二時間ぐらいいますと言うと、それは二時間は長いから一時間にしなさい。そうやって節約した時間をうちの銀行に預けなさいと。そうしたら、それに預かった分だけ利子をつけてお返しする。そういうふうな契約にサインをしなさいと、時間泥棒たちは言う。

それで、床屋さんにせよ魚屋さんにせよ、その契約にサインをする。サインをすると、本人はそういう契約をしたということを忘れてしまうということになっている。忘れてしまうんですが、しかしとにかく二時間使った時間を一時間にする。年寄りのお母さんに使った二時間を一時間にするというかたちで、時間をどんどん節約していきます。そうすると、何だか知らないが、町の人がどんどんどんどん不幸になっていく。それで、それに気がついたモモが時間泥棒と闘うという話です。

私はあれを読んだのは大学生か大学生に毛の生えた程度のころでした。それで、何の話かなこれは、と思って、そのころはよくわからなかった。今になると本当によくわかります。エンデが言いたかったことは非常によくわかるんで、皆さん方、時間泥棒に会いたかったら、朝の出勤時間、九時ごろに東京駅の丸の内側に立っていればよくわかります。まさに灰色の服を着て、灰色の帽子をかぶって、黒いかばんを持った人が続々とあらわれてまいります。そしてすべてを予定して、こうすればああなる、ああすればこうなるといって物事を進めていくわけです。

この、ああすればこうなる、こうすればああなるといって物事を進めていくことを、私どもは「進歩」と長い間呼んできました。それはそれでいいんですが、面倒くさいことは申し上げませんが、じつは人間の一生って、それだけじゃない。なぜならば、人の一生そのものは、ああすればこうなるとは明らかに決まっていません。皆さん方、子どもさんが生まれてきて、子どもが将来どうなるか。何かの目的を持って生まれてきているわけじゃないということに気がつきます。自分の一生が典型的にそうで、何らかの目的のために生きてきたわけじゃない。我々は働きアリでも働きバチでもないんで、一人ひとりの一生は何だかわからない。理由がよくわからない一生です。ともかく、そういったところが、こういった都市化の中に暮らしていますとわからなくなってまいりまして、すべてが現在化していく。

子どもを育てるとは「手入れ」をすること

私が言いたかったのは何かというと、エンデの言う通りで、すべてがこうやって予定の中に組み込まれていったときに、誰が割を食うかということです。それはもう間違いなく子どもです。なぜなら、子どもというのは生まれた瞬間は、何にも持ってません。知識もない、経験もない、お金もない、力もない、体力もない。何にもない。それじゃ、子どもが持っている財産というのは何か。一切何も決まってない未来です。漠然とした未来です。それがよくなるか悪くなるか、それもわかりません。わかりませんが、ともかく彼らが持っているのは、何も決まっていないという、そのことです。その間はたぶん生きていくだろうと、そういうことです。そうすると、すべてをこうやって予定していくと、子どもの最大の財産は当然のことながら減っていきます。そして、私どもの社会では、たぶん皆さん方もかなりそうじゃないかと思いますが、特に働いておられる方はそうだと思いますが、先行きのことを決めなければ一切動かないというくせがついています。

それで申し上げたいのは、都市化する以前の、ですから私が育ったときの鎌倉だったらどうだったか、ということなのです。だから、さっき山の話をしたんです。その里山《さとやま》とか田んぼとか、そういうものはちょっと違うわけです。非常に美しいですね、日本の田んぼというのは。ところが、田んぼはお百姓さんが手入れをするわけです。「手入れ」という言葉なんですが、今、手入れというと、ほとんどの人が警察の手入れだと思っているんですね。だから、手入れはほとんど死語になっちゃったんじゃないかと私は思っているんですが、この手入れって、非常におもしろい言葉なんです。

なぜかというと、これがもう典型的にそうなんですが、ここは女性が多いですからはっきり申し上げると、女の方で、極端な人は毎日毎日、一時間か二時間、手入れしておられますね。鏡に向かって。これ、目的は何だというと、おそらく目的ははっきりしない。そうですね。

田んぼがそうだと思います。お百姓さんは、いい稲をつくるのはもちろん大きな目的ですが、稲が実ってくれなければしょうがないんですが、雑草が生えたら抜いて畦《あぜ》が壊れたら修理して、とやっています。

それはしかし、本当にそのときに稲ができる目的でやっているかというと、そうじゃないと思うんですね。何か当面そうしないと気が済まないからやっているんですけども、そういうふうにしていくと、何と最終的には、外国人がびっくりするような、きれいな景色ができてまいります。じゃあ、その美しい景色をつくろうと思って手入れしているかと、そうじゃないと思います。

植木屋も典型的にそうですが、何か植木屋がかちゃかちゃ切っていますが、あれはめちゃくちゃ切っているわけではない。そうだからといって、あるはっきりした目的があるわけでもない。要するに何かきちんと手入れしていると、いつの間にかできてくるものがある。その感覚が手入れの感覚。これは先ほどの舗装する、地面を舗装するという感覚とは非常に違うということは、おわかりいただけるんじゃないかと思います。みなとみらいが典型的にそうですが、ああいうふうに地面をつくってしまう。

まさにつくってしまうのであって、あれを誰も手入れとは言いません。

私は東大に長い間勤めていましたが、東大病院は汚いんですよね。本当に汚い病院でして、ライシャワーが入院したときに、ゴキブリが出たということで、やっとお金が出ることになって直すことができたんです。でも、僕はあそこ、やがてまた汚くなると思います。なぜかというと、あの中はこの手入れの感覚が一番乏しいからです。

皆さん方、お宅を手入れしておられるから、いつの間にか人間の住んでいる家というのが保たれるわけであって、なぜか知らない、暗黙のうちに手入れしているんです、中に人間が住んでいれば。住んでない家って、必ず傷んでくるとよく言います。それはまさにこれじゃないか。これ、何か目的があってやっているかというと、たぶんやってないと思います。はっきりした目的を聞かれると困るんだと思います。何かむちゃくちゃな理由を言います。きちんとしておきたいから、気になるからとか。

お化粧が典型的にそうだと思います。何も今から男についてきてほしいと思っているんじゃない。そうじゃないと思う。だけど、何か一生懸命やっているわけです。まさにそのことなんです。

このことはそのまま子育てにも言えるので、私は子どもを育てるって、そういうことじゃないかなと思います。自然に手入れをしている。我々の体も自然ですから、自分のつくったものじゃないですから。一方で思うようにつくり直したいこともあって、だから最近は整形がはやるんだと思います。もう本当に顔自体つくり直しちゃう。この顔自体つくり直しちゃうという考えは手入れの感覚とは非常に違う。手入れというのは、もともとあったものを認めておいて、それに何か人間の手を加えていくということです。子どもが典型的にそうだと思います。

その子どもの扱い方がわからなくなってきたのは、私はこの手入れの感覚がなくなってきたからじゃないかと思う。日常生活にですね。それが里山にも出ているし、自然にも出ているわけであって、日本全体の傾向です。その傾向は、つまり乱暴に言えば都市化と結びついているのであって、都市化って何かといえば、頭で考えて物事を思うようにしようとすることです。

子どものころのカニの話を何でしたかというと、そういうものを見て、バケツにいっぱいカニをとって、おまえどうするのと言われても、別にどうするわけでもないいんですよ。放すしかないんです、あとは。だけれども、そういうふうな無目的なこととというのを人間はやるんで、そのことがじつはある意味で生きているということなんですね。

当時から僕は大人によくそんなふうに聞かれましたよ。虫が好きで昆虫採集をよくやりました。母がよく言ってました。自分じゃ覚えてないんですけども。私のところは警察のわきで、横丁でしたから、幼稚園から帰ってきて、私が横丁に座っているというわけです。しゃがんでいる。母が見ていて、何しているのと。犬のフンがある。犬のフンがあって、どうしたの。虫が集まっている。虫が来ている。それとか昆虫採集でどうとかこうとかとやっていますと、母が聞くわけです。こんな虫のどこがおもしろいのと。

どこがおもしろいのと言われたって、本人がおもしろいんだから、しょうがないんで、そういうふうにして人間というのは何かいろいろ覚えるんです、子どものころから。つまり、好き嫌いというのは人によってあるもので、これはどうしようもないんだな。大人というのは、そういう好きなことをやっているときに、それは何のためだという無意味な質問を繰り返しする動物だということは、そのころから私はわかっている。

何のためにということをはっきりわかっている人が、例えば商売をやれば、僕は成功するだろうと思います。しかし、商売でいくら成功してもそれだけです。私が申し上げたいのは、もうこの辺から先になると、お坊さんかカトリックの神父さんの話になっちゃうんで、本来私がする話じゃないんですが、生まれて年をとって病気になって死ぬということ。仏教では四苦八苦《しくはっく》の四苦と言いますが、こっちは変わりないんですね。誰も同じです。いくらああすればこうなる、こうすればああなるといって、一生懸命考えてやったって、いずれにしたって生まれて年をとって病気になって死ぬことには変わりがない。これを今の人は嫌がります。

どのくらい嫌がるかというと、もうできれば考えない。だからどうするかというと、人間が生まれるところ、これは特別なことだから、病院へ行ってくれと、こうなります。お産は現在ほとんど病院です。

この間、私は大阪で、四人目の子どもを産んだという保健師さんに会いました。この人、珍しく家で産んだと言っていました。家で産むには産婆さんを頼まなければいけない。産婆さんはもう年とった人しかいない。二万人取り上げたという八十いくつのお婆さんを呼んできて、お産が済んだら、お婆さんが何か胎盤を押しいただいている。何しているのかなと思ったら、押しいただいているんじゃない、においをかいでいた。奥さん、この胎盤、いいにおいですよ、食べられますよと言ったというから、食べちゃいましたと言っていました。その後で、近ごろの胎盤はにおいが悪くて食べられないのが多いんですよと。ろくなものを食べてないからでしょうと、僕は言ったんですけどね。

都会の食べ物って、まずいですよ。私は夏に北ベトナムに行ったと言いましたが、北ベトナムでおやつに何を食べるか、キュウリ持ってきて、キュウリに塩つけてかじってみれば、本当においしい。日本のキュウリは水くさい。まずい。

それで、とにかく生まれるところはそういうわけで病院に入っちゃいます。老人はご存じのように、老人の収容施設にできるだけ入れちゃう。これは日本だけじゃないです。都会化したところはみんなそう。アメリカでしょっちゅう親子げんかしている原因は、これです。

実際の話じゃなく最近読んだ小説ですが、たまに息子夫婦が来てくれるというので、お母さんが四時起きして、朝御飯をつくる。小さいころ好きだったからと。お母さんはひとり暮らししているわけですけど、息子夫婦が来ると喜んで食事の準備をする。それで息子夫婦が来て、朝御飯が済んで、さてと、おもむろに息子が何を取り出したかといったら、立派な老人ホームのパンフレット。これでお母さん、かんかんに怒って飛び出しちゃうというところから始まる小説があります。だから、他人ごとじゃないんで、日本もアメリカもそういうことは変わりない。病気になると、ご存じのように、これも特別で入院しなさいということになります。

その次、最後、死ぬところですが、これは今もう九〇%、いや九九%の人が都会では病院で亡くなります。私の母は、九五年の三月、自宅で死にましたが、いつの間にか死んでいました。じつは死ぬところが急速に病院に移っていったんです。以前は半分以上が自宅で亡くなっていました。自宅で亡くなることと、病院で亡くなることの違いは何か。我々が普通に暮らしている日常の中に、もう死がないということです。ですから、死は特別なことです。特別なことですから、特別な場所で起こることになります。

そういうふうになりますと、こういった人間が本来持っていること、おそらく皆さん方、まだぴんときてない方もあるんじゃないかと思いますが、これは人の本来の姿なんです。こっちが先なんです。都市よりも文明よりも何よりも先にこっちがあったわけですが、だから私はこれを「自然」と言うんです。そっちが異常事態になっている、今は全部。考えようによっては、生老病死《しょうろうびょうし》の全部が異常事態です。

メメント・モリ＝死を忘れるな

最後に一言にしますが、私は九五年の三月に東大をやめました。二七年ぐらい勤めました。その前も学生でずっといました。一八歳の年から東京大学にずっといたんです。四〇年いたんですね。それ以外のところへ行ったことはありません。それでやめようと思って、やめたんです。定年の三年前でした。いきなりやめるわけにはいかないんで、東大の場合ですと翌年の三月が定年ですから、前の年の九月の教授会で申し上げるわけです。

何と言うかというと、「申し合わせにより私は来年の三月で定年でございますから、後任の御選考をお願いしたい」というのが定年の正式なあいさつです。それを半年前の教授会でやります。私もその中に混ぜていただきまして、九五年の三月にやめたので、九四年の九月の教授会ですが、「私は申し合わせの定年じゃなく、とにかく勝手に定年とさせていただきますので、後任の御選考をお願いしたい」と、これで許していただいて、やめることになった。

正式に九五年の三月にやめることが決まりました。そうしたら、同僚のお医者さんですが、病院の先生が教授会の後、来られまして、「先生、四月からどうなさいますか」と。「三月でおやめになるそうですね」「やめます」「四月からどうするんですか」。つまり、当然のことながら勤めはどうするんですかと、こういう質問です。

ですから私はその先生に「私は学生のときからずっと東大の医学部しか行ったことがないので、やめたら自分がどんな気分になるかわかりません」と申し上げました。ですから「やめてから先のことはやめてから考えます」と。だから四月から先のことは四月になってから考えますと申し上げました。

するとその先生が「そんなことで、よく不安になりませんな」と言うんですね。いきなり言うわけです。だから、私も怒ったわけじゃないんですが、こんなことをいつも考えていますから、口が勝手に動いちゃって、言い返した。「先生も何かの病気でいつかお亡くなりになるはずですが、いつ何の病気でお亡くなりになるか教えてくださいい」。「そんなこと、わかるわけないでしょう」と言うから、「それでよく不安になりませんな」と申し上げました。

ここで非常にはっきりわかることがあります。お医者さんです。特に東大では、しょっちゅう患者さんが亡くなる。人が死ぬということは、自分の仕事の中にきちっと入っているわけです。そういう方が、しかし自分が死ぬということに現実感を持ってないということです。自分が病気になって死ぬことよりは、勤めをやめたりやめなかったりする、そのことの方がよほど重要なことだと思っているということが、そういう会話でわかるんです。そのことなんです、私の申し上げたいのは。

だから、こうやって人が生まれて、年とって、病気になって死ぬということを、今の人は現実だと思っていない。これは特殊なことだと思っている。いわゆる問題って、よく考えるとそうなんです。社会の問題、たいていこれに引っかかってくる。医療の問題も、みんなそうです。何で問題かって、それは要するに考えている方の考え方がずれちゃったわけです。

先ほどいろいろ申し上げましたが、こういうものに実感がなくなってくると、やっぱり問題は難しい。逆さに考えれば、全然問題なんかない。やっぱり、いつまでたっても人は生まれて、年とって、病気になって死ぬんです。

だから、昔の言葉、死語と言いますか、もうなくなった言葉というのを考えると、私はおもしろいなと思う。最近の人は「覚悟」なんて絶対言わないですが、覚悟って何だったかなと。死は覚悟と結びつくんですが、覚悟というのは先行き不透明、この先どうなるかわからない、それでも何かしなきゃならないというとき、昔の人は覚悟と言ったんだと思います。この先どうなるかわからない典型が死ですから、死んだ後どうなるかわかりませんから、だからそういうときに何かするときの気持ちを覚悟と呼んだんだと思います。そんなものは死語になっています。

なぜ死語になっているかというと、政府だって危機管理なんて委員会をつくって、私も出させられましたからね。危機管理とは、何か起こったときに、ちゃんとうまく処理しようということ。しかし、どうしていいかわからないから危機なんであって、全部計算できるわけがない。だけれども、今の人はそうしないと気が済まない。ちゃんと危機管理マニュアルをつくっておかないと怒られますから。起こってから何でやっておかなかったと。そんなことを言ったって、いくら予定したって、死ぬときだけはそういきません。

ですから、長い先の予定、たとえば来年の八月にこういう会があるから出てくれませんか、と依頼されることがあったら、「生きていたら伺います」と一言です。あとは笑っていますが、笑っているということは、つまりたいていの人はまだそのころは生きていると思っているんじゃないでしょうかね。私みたいに死んだ人を三〇年いじっていると、ああ、俺もいつかこうなるなと思う。「俺もいつかこうなるな」がだんだん高じてきまして、もう最近では、「死んだ人は、これ、私ですよ」になる。ですから、私が中に入ってしまっている。私はよく「きょうは二人で来ています」と言います。普通の方、二人という意識はないんですね。何か別のものと思っている。口はきかないし、動かないけれども、これは人ですから。それだけのことです。そういう感覚というのは、現代社会では、ほとんどない。

昔のお坊さんがいろいろ言っていますが、それは時々ごらんになってみるとおもしろいです。一休さんが杖の先に頭蓋骨を載せて「正月や冥途《めいど》の旅の一里塚、めでたくもありめでたくもなし」と言って歩く。別に意地悪を言っているんじゃない。お金か名誉とか、いろんなことを人間は追いかける。ああすればこうなる、こうすればああなるといって、商売でも何でも苦労していますが、それはそれでよろしい。だけど、たまには、あんたはいずれこうだよ、よく考えなさいという。

それは教会へ行ってもたくさんあります。ヨーロッパの教会へ行ったら、嫌というほどそういうのがあります。うちの息子なんか、ヨーロッパの古い教会へ連れて行くと、嫌だという。気持ちが悪いんですね。東大の標本室より悪いと言っています。それは何のためか。例えば、この間、夏にローマへ行ってまいりました。ローマに通称骸骨寺と呼ばれるカプチン派の教会があります。ビットリオ・エマヌエーレ通りという、ローマの本当の高級の目抜き通りですが、そこにある小さな教会です。そのカプチン派の神父さんは、変な格好をしているからすぐわかります。サンダルをはいて、縄をベルトがわりにしていますから、変な格好をした神父さんだなと思ったら、そういう方なんです。

そこの教会は人骨、そこの修道士たちの骨で壁を飾っている。天井のシャンデリアから装飾は全部修道士の骨です。日本人が見ると仰天しますが、これは何でもないので、「メメント・モリ＝死を忘れるな」ということだと思います。イタリアでは大体そういう意味で使われている。それを日本語で言えば何か。「諸行無常」です。日本も外国もまったく変わりがないなと思って、私は見ています。

「ああすれば、こうなる」だけになった現代社会

■情報化社会と脳〈NTT DATAサマーフォーラムにて講演〉

脳を取り出して見てみる

今日は脳を持ってまいりました。なぜかというと、皆さん方はあまり脳といっても実感がない。皆さん方がよく召し上がる肉は筋肉です。タン、舌なんていうのがありますが、あれも筋肉です。日本では脳は食べませんので、肉屋さんに売っていない。食べたことがないものですから、実感が少ないのでしょう。

脳をご覧になる方はほとんどいないわけですが、これを見えるようにすると、たいへん危ない。脳は頭蓋骨の中にしっかりしまってありますので、骨を削って見えるようにすると、うっかりいじると、脳はすぐ浮腫《ふしゅ》を起こしてきて、ぷーっと膨らんで元に収まらなくなります。

一般に脳を考えると、胃とか心臓という臓器より、さらに縁が遠い。実感がないと思います。でも人間のすることとなすことは、基本的には脳がすることです。そのことをまず納得していただくために、脳が見えると一番いいわけですが、見えません。頭の皮があって、その次に骨があって、硬膜《こうまく》がある。

さて、頭の皮をはぐ。これは案外簡単です。どうするかというと、ナイフでまず割《わり》を入れます。下にしっかり骨が入っていますから、まな板が入っているようなもので、頭の皮は簡単に割が入れられる。そこをつかんでピーッとはぐと、骨からきれいに皮膚がはがれます。

はいだら切れる、血が出ると思うかもしれませんが、ほとんど出ません。つまり頭の皮と骨の間は血管の連絡がほとんどゼロです。血はどこから入っているかというと、脇からです。上下の間に関係がない。ですから、簡単にはげて、血が出ない。そうすると骨が見えます。

その骨を糸のこで切ってポコンと外すと、さっき申し上げた硬膜という非常に丈夫な膜が入っています。それをメスで切ると、初めてその下に脳が見えてきます。

その状態になったら、アクリルとか丈夫なプラスチックを持ってきて、骨の代わりにかぶせるわけです。そうすると、脳がよく見えます。私がこんな状態で登場してくると、皆さんも脳があるなとわかりやすいと思います。

それだけではありません。私は今おしゃべりをしていますが、ほとんど九七、九八%の人が左側の脳で言葉を扱っています。ですから、私の左側の脳が右に比べて赤いんです。脳は表面に大脳皮質というのがあって、ここは血管が非常に多いところです。

脳はじつは神経細胞とグリア細胞とあとは血管しか入っていない。ですから、血管が非常に大切なのですが、働いている場所に血液が集まる性質があります。おしゃべりしていると左の脳に血液が集まってきますので、脳は右に比べて左が赤くなります。

皆さんの脳も見えるようにして出てきていただくと、話を聞いている方は左が赤いので私には都合がよい。そのうちにお休みになる方がいて、全体が青い方が何人か現れてきます。大学ですと、最近は学生が講義を聞かないで音楽を聴いている。音楽は右脳で聴きますから、そいつは右側が赤くなる。

そんなふうにすると、割合実感がわいてきて、脳がどう働いているかがわかるのですが、ふだんはそれがありません。

二一世紀は脳の世紀だと科学者の間では言われています。それは何を意味するかというと、人間がいわゆる人間としてやっていることは、じつは全部脳の機能、脳の働きだと考えて間違いないからです。そもそも言葉がそうです。

動物は言葉をほとんど使えないこともご存じの通りで、いま京都大学の霊長類研究所はチンパンジーに一生懸命言葉を教えています。案外よく覚えて、単語を五〇とか一〇〇使うチンパンジーが出てきますが、連中はだいたい口がきけません。かなりのことまでは理解しますが、チンパンジーに言葉を教えても、根本的にはだめです。

言葉を使うというのは人間にとって非常に特徴的な働きの一つですが、これは典型的な脳の働きです。逆に言うと、これを止めてしまうのは非常に簡単です。脳に小さな穴を開けて、麻酔注射してやると、口がきけない状態がすぐに起こります。もうちょっと後ろに小さな穴を開けて同じようなことをすると、今度は、音は聞こえるけれども、何を言っているか全然わからない状態になる。そういうふうにどこの場所が働いているかということすら、かなりはっきりしています。

最近では、生きている脳を観察するいろいろな方法ができてきました。言葉を使っているときにどこが働いているかということを、生きた脳で見ることができるようになった。そうすると、言葉は脳の働きだということがわかります。

脳の出力は運動しかない

それでは全体として、脳をどう見ればいいのか。さっきも申し上げましたが、まずつくりから言うと、こんなに簡単なものはないわけです。肝臓だって五種類ぐらい細胞が入っているのですが、脳は神経細胞とグリア細胞、二種類しかない。もちろん同じ神経細胞でも大きい、小さい、いろいろなかたちがありますから、細かく分けられないことはないのですが、根本的には二つしかない。あとは血管があるだけです。

一体これは何だ。最も簡単な見方として、私はこれをコンピュータと同じように見ればいいと思っています。日本語で言う入出力装置、入力があって出力がある機械と考えればよろしい。脳に入ってくる入力とは何かというと、感覚、知覚です。昔から五感と言われているように、目で見る、耳で聞く、触る、味わう、臭ぐ、これは全部、基本的に脳への入力です。

出ていくほうもある。入力があって、頭の中でガーッと動いて、何か出ていく。何が出ていくのかというと、運動です。難しく言うと行動。周囲の状況の中でどう動くかというのは行動です。それをもっと詰めて、非常に単純な言い方をすると、運動なんです。

人間が出すもの、脳が意図的に出すものは運動しかないんです。そのことは、一般にお気づきでない方が非常に多いのですが、人間が出せるものは筋肉の運動、もっと正確に言うと筋肉の収縮です。出すものが筋の収縮だけだということは、どうしたらわかるかというと、じつは特定の病気があるからです。

難病の中に筋萎《きんい》縮《しゅく》性《せい》側《そく》索《さく》硬《こう》化《か》症《しょう》という病気があって、中年過ぎの男の人がよくかかります。筋肉が次第に動かなくなる。これがだんだん進行しますと、脳から命令が出ても、筋肉が動かないので、身体が動かなくなってきます。大きな筋肉がまずやられますので、ベッドに寝たきりになります。細かい運動はまだできますが、そのうちに手の動きなどが不自由になってきます。

昔は筋肉が動かないというのが進行すると、必ず起こったことがあります。それは呼吸ができなくなる、ということです。呼吸をしているのは筋肉ですから、筋肉が動かなくなれば、最後には呼吸ができなくなって死ぬ。その前に痰《たん》が切れなくなって、肺炎を起こして、だいたい亡くなったんです。

ところが、最近では人工呼吸器があります。それで人工呼吸器をつけると、今度は何が起こるか。やがて口がきけなくなります。おしゃべりというのは筋肉の動きですから。筋の動きを止めると、おしゃべりはできません。たとえばそういう病気になった人に、「痛いですか」とか、「おなかがすきましたか」と言っても、返事がないわけです。耳は聞こえているんです。何とか返事を聞かなければなりませんから、どこか動かないかと探す。

実際、あった話ですが、最初はまだ目が動いたんです。目でやっていた。でもやがて目もだめになる。舌がまだ動くので、舌でやった。舌がだめになった。最後に発見したのは、肛門の周囲の筋肉が動く。これは外肛門括約筋《がいこうもんかつやくきん》という横紋筋《おうもんきん》で、非常に奇妙な筋肉です。もともと内臓の筋肉であったものが、進化の過程で横紋筋、骨格筋《こっかくきん》に変わってきたものです。ですから、そういう病気のときにも、ほかの筋肉と違って割合丈夫のまま残っています。

それが動いているのに気がついて、今度、おしりの筋肉でイエス・ノーを聞いていたわけです。おしりに手を当てて、イエス・ノーを聞く。やがて、その筋肉が動かなくなります。その後どうなるのという質問がきっとあるかもしれませんが、どうにもなりません。意識があるかもわからないし、ものを考えているかもしれませんが、筋が動かなくなると、一切、意思表示ができなくなります。

我々の出力、脳という機関の出力は完全に筋の収縮に頼っています。これがホタルですと、光ることができます。あれは筋肉は関係ありませんから、モールス信号ができるわけです。人間は光れませんので、そうなると、完全にアウトです。

昔はそんな状態になる前に呼吸麻痺《まひ》で死んでいました。ところが今は人工呼吸器がありますから、最後に非常に奇妙な状態が起こってくる。おそらく意識があるのだが、本人が何を考えているか、他人にまったく伝えることができないという状況が生まれてきます。

これは脳死よりも、考えによっては、はるかに悲惨な状態です。それで、最近では人工呼吸器をこういう患者さんには付けません。医者と患者さんは話し合って、具合が悪くなっても、人工呼吸器を付けないで、治療しましょうという話をします。

人工呼吸器が起こした悲劇はさまざまありますが、典型的なものの一つが脳死です。脳死も人工呼吸器がなければ生じなかったものです。脳が完全に死んでいるけれども、まだ心臓はちゃんと動いているという状況です。これはかつてはなかった。

脳が完全に死んでしまうと、呼吸は脳がやっていますので、呼吸が止まります。ところが人工呼吸器ができると、脳が壊れても、心臓が動くことが可能になります。もっと極端に言えば、人工呼吸器をつくったために脳が死ぬんだと私は思っています。

そういう変な状況が起こった。その一つが今申し上げた筋萎縮性側索硬化症のような病気の末期に、呼吸器を付けると起こってくる現象です。つまり一切の出力がなくなるという状態です。

このような状態をなぜ今お話ししたかおわかりだと思いますが、我々の脳の出力は運動であるということです。それしかない。そうすると五感から入ってきて運動が出ていくと、脳を見ればよろしいということになります。

次に考えるとすれば、五感から入ってきたものでいったい何をしているのかということです。たとえばどこかに出かけるときに時計を見て、急いで行かなければ間に合わない。時計を見た瞬間に判断し計算して、約束は何時だから、そろそろ動かなければいけない。つまり知覚というのは、そういう役割をしているわけです。

あるいは外へ出て寒いというと、大急ぎで上着を着たりします。そういうことを全部まとめて、どう考えたらいいか。知覚は私どもが世界を把握する方法です。世界がどうなっているかを五感を通して把握していることになります。生まれてすぐはそんなことができていませんで、だんだんできてきます。

そうすると、五感はそこを通して入ってきた情報をまとめて、最終的に脳の中にある世界の像をつくる働きをしているのではないか。

脳の中で五感から入ってきた情報を集めて、脳はある世界の姿をつくります。ですから、五感の一つが欠けた人、生まれつき欠けた人、例えば目の見えない人、耳の聞こえない人は、少し違った世界の像を持っているはずです。

それはそれとして、私どもの知覚はそこから入ってくる情報をまとめて、何らかの世界の姿をつくるものだ。それは認めていただけるのではないかと思います。

その中で、ある特定の世界の姿に対して、私どもは難しく言うと、特権的な地位を与える。それを現実と言っています。

つまり皆さん方はそれぞれ現実とはこういうものだという信念をお持ちのはずです。皆さん方が現実と考えているのは、五感から集めた情報を長年、脳の中でこねくりまわして、最終的につくり上げた一つの世界の姿です。私は現実をそう定義します。

そうしますと、皆さんが現実と考えているのは、じつは皆さん方の脳が決めたある一つの世界です。それが壊れることはもちろんあります。たとえば精神病の患者さんが典型的にそうです。発病したときに、今まで住んでいた世界と非常に違った世界を現実だと主張するようになります。ですから、そういう現実は脳が決めていることはたぶん間違いないと私は思います。

人によって違う「現実」を統制するのが世間

じつは意識が感情と呼んでいるものは、最終的に重みをつけるわけであって、最終的に重みをつけられた世界の姿を、私は現実と定義します。普通、現実は一つです。これが現実だと皆さん方は思い込んでおられるわけです。それが人によって違う。間違いなく違う。日本人は割合にそれをそろえますので、世間、世間の常識というのが決まっています。それが日本の現実です。

つまり世間とか社会、文化、伝統とか、いろいろ言っていますが、何のためにあるかというと、放っておくと、脳はじつにさまざまな現実をそれぞれがつくる器官ですから、たいへん能率が悪くなりますので、全体としてそれをそろえようとする。日本の場合、徹底的にそろえるというのが理想になっていて、徹底的にそろえると、ある意味でたいへん便利です。

そういうふうに一方で力が働いて、現実をそろえようとします。それをそろえるのが、世間、社会です。そういう社会の中で育つと、だいたいある種の現実がそろってきまして、それが現実だと考えるようになります。私は今、それがいいとか悪いとか言っているのではなくて、極めて中立的に説明しているつもりです。

日本のような社会で、その現実がそう同じじゃないんですよと言うためにどうするか。よその社会を見ればいいわけです。それが実際に起こったのが戦前の状況でして、アメリカの社会と並べてみると、全然現実が違う。ところが、それぞれの現実は一つだと思っていますから、そこに非常に大きな食い違いが生じてきます。ケンカになります。

これはうちの中でもまったく同じです。子どもが学生結婚したいと言い出す。親がどうやって食っていくつもりだと言う。今ならコンビニでアルバイトしても食えると言うと、親がお前の考えることは現実的ではないと怒る。

それは親の現実と子どもの現実が違うということであって、どちらの現実が正しいと言っているわけではないんです。

そういう意味で私どもは最終的にある種の重みづけをつけてしまう。ところがこの種の重みづけには大きく分けて、二つある。

一つは何のことはない、このコップに水が入っていますが、こういうものです。これは現実ではないと主張する人はない。

しかし、これを必ずしも現実ではないという考え方が、哲学には昔からあります。これは目に見えているだけだ。触った感じがあるだけだ。コップなんかあるかないかわからない。ただしバーチャル・リアリティというかたちで、将来そういうものがむしろ現実になっていこうとしているのはご存じの通りで、哲学者の言うことも決して間違っているわけではない。

一般に、私どもはこういう五感に与えられるものを一つの現実とまず考えます。実際、ここに演壇があって、歩いていくとぶつかります。ぶつかると抵抗感があって、目に見えます。ぶつかったとたん、音がしますから、五感からさまざまな入力があります。そういうものを私どもはまず現実とみなします。これを無視してもしょうがないので、五感からの入力が与えるものを一般に現実と言う。

さらに普通、ものと言っているのは、じつはこういった五感からの入力を指します。ものとは何かということを哲学者はいろいろ言うのですが、脳から定義すると、非常に簡単です。五感のすべてに訴える性質を持つということです。一つの対象が五感のすべてに訴える。ここにあるものがあって、目で見える。たたくと耳で聞こえます。

音がします。触った感じがして、重さの感じがあって、温かい冷たい、つまり触覚がある。そして臭いがあって味があります。一つのものでその全部を備えているものを、普通、我々はものと言っているんです。

そうでないものはどこにあるか。いま外に出てみると、たぶん夕焼けになっているでしょう。この夕焼けはものかと言うと、ものではない。あれは目にしか見えないからです。夕焼けの音とか味とか触った感じはありません。

ですから、私どもがものと呼んでいるものは、基本的に五感すべてから入る性質を持っています。そういうものに我々は比較的強く現実感を与えて、ものの世界と呼んでいるわけです。それしか存在しないと主張すれば、それがまさに唯物論になります。もちろんそうではないので、夕焼けは間違いなく存在しているんです。しかし、何となく夕焼けは頼りないような気がするのは、今言ったように四感足りないからです。目にしか見えないから。

五感だけではない「美しい」「正しい」と感じる現実

じゃあ、それだけが現実かというと、そうではない。今申し上げた五感に入るようなものは英語ではアクチュアリティ、日常性と言うのですが、これが一つの現実です。しかし私どもがむしろ非常に強く現実だと考えるものは、それとはまた違うもので、英語ではリアリティと言うわけです。

リアリティの翻訳は案外難しくて、リアルを現実的と訳すとどうもぴったりこない。リアルあるいはリアリティという抽象名詞は、むしろ「真善美」と訳す方が正しいと私は思っています。つまり正しい、いいとか、美しいというのは非常に強い実感を持っていて、これも現実の一つです。

善、いいことというのが力を持つことは、戦前から生きてこられた方はよくおわかりのはずです。大日本帝国、天皇陛下万歳か知りませんが、とにかくそういう抽象的な観念が人間を徹底的に動かすことは、誰でもおわかりの通りです。特定の新興宗教でもまったく同じで、なぜそういうものが人を動かすかというと、それが現実に変わるだけのことです。

その現実は入出力装置として考えたら何かと言えば、脳がつけた重みづけです。その重みづけは何かというと、意識が言うところの感情で、それは論理系ではなくて、それに付けられた何らかのバイアスです。

脳はそういうバイアスをどうやって付けているかというと、これはかなりのことがわかってきました。特定の神経細胞の出す化学物質によって、おそらく付いているのです。私どもの気分、気持ちがいいとか気持ちが悪いとか、そういったものもおそらくは化学物質です。

それを非常によく証明しているのが麻薬の存在です。麻薬を与えると、脳はたいへん気持ちがいいと主張します。脳の中にはそういう物質がもともと出ていて、それによく似たものを入れてやると、気持ちがいいと感じる。

もともと脳はある特定の状態でそういう物質を出すわけです。事故なんかを起こして、出血は多いし、ケガはひどくて痛い。頭がまともだと、そのショックだけで死んでしまいますから、脳はいわば麻酔剤のようなものを出します。そうすると、本人はいい気持ちになっている。

そういう状態で夢うつつで見る世界が、いわゆる臨死体験の世界です。臨死体験の世界を見た人が、その世界から帰ってきて、たいへん気持ちがよかったというのは、そういう裏があります。

それと同じように、我々の気分なり、さまざまな信念、正義、真善美は、基本的に論理的な回路ではない。論理ではなくて、それはむしろ現実を決める重みづけです。そういうかたちで私どもの知覚は、最終的にある世界をつくり、それに特権的な地位を与えると申しましたが、重みづけをして、それが現実であると主張します。

おそらく人間の世界の争いの最大の原因はこのあたりにあります。それぞれの人が一つの現実を取って動きません。年配の方は自分の若いときを考えればわかると思います。いま考えている現実と、若いときに考えていた現実は必ず違っているはずです。それでもまだ思いつかない人は、恋愛をした経験でも思い出せばすぐわかるわけです。非常に重みづけが偏っている、ほとんど病気という状況になります。それは脳の中に特定の重みづけがかかってくる。これが生化学的なものだということもよくおわかりだと思います。物質的なものである。

それに対して脳という入出力系は基本的には論理系としてあるいは回路系として働く。この回路系はコンピュータとそっくりです。なぜかというと当たり前で、コンピュータはじつは脳がつくり出したもので、意識は自分の中で動いているプロセスを外に出していったものです。そうすると回路系として外に出すことができるので、あれは脳の一部が延長したものなのです。

今申し上げてきたのは、脳の中で知覚系、つまり入力系がどのようにして、機能するかということです。そして、脳の中である特定の現実をつくり上げる。今度はそれが運動になって出ていくわけですが、そこにはどういう規則があるか。

ある世界の像ができ上がりますから、当然、それに適したかたちで出力が出ていくわけです。私どもがいま住んでいる現代社会では、そういう出力はたいへんはっきりした原則になっているように思われます。

おそらく皆さん意識しないで、当たり前だと思ってやっている運動系の原則を、私は長い間、いろいろ難しい言葉で考えました。最初はプレディクション・アンド・コントロールという英語を使っていました。日本語にすると予測と統御と言って、まさに制御工学なんかがやっていることです。

ミサイルを、途中の風向きまで考慮に入れて、ちゃんと目的地に行くようにする。我々のやっていることはそういうことでしょうとよく言うんですが、皆さん、なかなか納得してくださらない。言葉が難しすぎる。

それで一〇年ぐらい経ってやっとこう言えばいいんだなとわかった。運動系の持っている原則は、要するに「ああすれば、こうなる」ということです。これだけです。

商売であれば、これだけ費用をかけて、これだけ売ったらいくら儲かる。女性は子どもさんやお孫さんができると、だいたいどのへんの小学校に入れようと考えます。小学校を出たら、中学、高校、大学はどのへんに入れよう。そこを出たら、どんな会社に入れて、どのぐらい給料をもらえて、どのぐらいの地位につける。これはみんな、ああすればこうなるです。ああすればこうなる以外のことをやっているかというと、まあやっていないと思います。

「ああすれば、こうなる」だけになった現代社会

「ああすれば、こうなる」だけになってくる社会を、私は現代社会だと時々冗談で言っています。「それで当たり前じゃないの」と今考えた方があれば、それと違うことを言うことはできます。

まず第一に人間が生まれてきて、年を取って、病気になって死ぬ。仏教で言う生老病死ですが、これは「ああすれば、こうなる」の計算ではいきません。だいたい生まれるところが計算ではいかないわけです。

現代社会ではすぐそんなものは計算ですよと考える人がいます。産婦人科では医者

は直ちに出産予定日はいつですと言います。その日に生ませることは簡単にできます。しかも、子どもをつくるつくらないも親の計算どおりいきます。近ごろはやろうと思えば、産み分けまでできるわけです。やらないだけで、技術的には完全にできます。

そうすると、産むところなんて、「ああすれば、こうなる」で完全にいくでしょうとお考えになると思いますが、それは完全な間違いです。子どものことを忘れているからです。子どもにしてみれば、生まれるときは一切計算がありません。ハッと気がついたら生まれているのであって、そこに予定もくそもない。気がついたら生まれていたというのが、私どもの人生の始まりです。そして、気がついてみたら死んでいたということになるわけで、このへんには一切そういう予定は成り立たないことがわかります。

自然とは「ああすれば、こうなる」が成り立たない世界

「ああすれば、こうなる」が成り立たない世界というものを、いったい何と呼べばいいか。それが実は「自然」です。私どもが自然と呼んでいるのは、「ああすれば、こうなる」が成り立たない世界を指していると私は考えています。ですから、自然につ

いている枕詞として、日本語では「かけがえがない」というのです。かけがえがないというのは一つしかないということです。皆さん方はそれぞれかけがえがない、つまりほかに同じ人はいないないんです。そういう見方をとったときに、人間は自然の存在になります。

日本の国は天災が多いところです。台風が来る。地震が来る。神戸や東日本がそうですが、ああいうのが来ると、いくら事前の対策をやってもだめだということが、時々わかってしまうんです。浅間山がそうです。天明の大噴火が有名ですが、人間がいくら努力しても、時々ポカンといくので、ああすればこうなるとはならないというのが、日本の伝統的なものです。

ところがだんだん自然の力がわからなくなって、ほとんど人間の世界に変わってきます。そして完全に人間の脳の中が理想になっているのが都市です。ですから、都市には自然はない。なくて当たり前、あってはならないんです。地面があれば気に入らないから、コンクリート詰めにする。川は全部どぶにする。現在の川はどぶです。建設省（現・国土交通省）は治水対策だと必ず言いますが、水が流れていれば、時々あふれるのは当たり前です。あふれるのが異常だと考えるのは、すべてが人間の考えるようになるという世界に住んでいる人の常識なのです。

なぜか知りませんが、「すべてが人間の考えるようになる」と考えていくほうに、人の脳はどんどん進んでまいります。その傾向が行く着くところまで行ったのが都市だと私は思っています。

それは何も今の東京に限ったものではなくて、五〇〇〇年前、中近東にはもう都市ができています。そこの人は今の東京の人と同じように考えたに違いない。そういう都市を発掘してみるとよくわかりますが、やっぱりきれいに舗装してあります。そのころはコンクリートはありませんから、全部石を敷いています。そして人間のつくったものしか置いてないのです。

その傾向をどんどん進めていくと、人間の常識がまた変わっていく。さっき現実を我々は決めてしまうと言いましたが、つまり現実がああすればこうなるの世界になってしまいます。そうすると、ああすればこうなる以外のことが起こったときに、うろたえる。大騒動します。

しかし、今、震災に遭われた方も元気になられたとお聞きします。それは日本はしょっちゅう天災が起こって、都市化するのですが、これでは具合が悪いかなというのをどこかで自然から教えられるところがあるんだろうと思います。

しかも人間は脳だけではありません。基本的に身体の中に脳があるのであって、身体は意識が完全に把握できないものです。

つまり、自分がいつ何の病気で死ぬかということは誰もわからないわけです。病気でなくて、事故で死ぬかもわからない。こればかりは計算できない。ですから、五年先に会社はどうなるといって、一生懸命努力をしていても、その間に自分が死んだらどうするということは普通は考えないのです。

都市の生活はそれを考えないでいいようにつくっていくわけです。しかし、実際に死んでしまうことはありうるわけで、そういうことを考えに入れると、いわゆる都市生活はなかなかうまくいかない。

それでは、日本の社会でそういった自然の人生を教えてきたものは誰か。それは生老病死という言葉が表すように、坊さんです。

一休に逸話《いつわ》があります。杖《つえ》の先にしゃれこうべを載せて、みんなが正月をお祝いしていると、「正月や冥途《めいど》の旅の一里塚、めでたくもあり、めでたくもなし」と言って歩くわけです。

どういうことかというと、普通に生きていれば、富とか権力とか名誉とか、人間はいろいろなものを追いかけますから、それはそれで結構だよと坊さんは言うわけです。しかし、たまにはこういうことを考えなさい。お前もいずれこうだよ、と。

現実というのは、二つあります。自然と意識です。自然というのは身体です。身体のほうは自分の思うようになりません。意識の思うようにはなりません。もう一つの世界は意識の世界であって、これは思うようになるものです。考え方しだいでどうにでもなるものです。

私が子どものころ、何事も心がけとよく大人に言われました。私はひねくれた子どもですから、そう言われると、心がけで背が伸びるかよ、と腹の底で思っているわけです。今考えてみると、それはまさに自然と人工の対立です。脳と身体の対立で、脳のほうは思うようにある程度コントロールできますが、それで身体が思うようにいくと思ったら、そうはいかない。だから、年を取ると、身体が言うことをきかないと皆さん、おっしゃいます。それは仕方がないことであって、それがまさに自然です。

ですから、この自然は意識の外になってしまいます。都市に住んでいますと、都市はまさしく意識がつくった世界ですから、そこでは人間の自然が必ず問題になってきます。私はよくカッコつき問題と言うのですが、現在言われている高齢化社会の問題とかO - 157のような病気の問題、あるいは安楽死とかそういった死の問題です。

それは考え方がひっくり返っているから、問題に見えてきただけです。人間が生まれて年を取って病気になって死ぬのは当たり前なんです。しかし、社会のほうが、それを当たり前でないように考えるようになったから、問題になってきただけなのです。

そもそも昭和三〇年代からすでに一部の村ではお年寄りが増えて、若い人がどんどん都会に出ていった。現在よりはるか以前に、過疎の村では住民は六〇歳以上の人だけ、というまさに超高齢化社会が来ていたわけです。都会の人はそれを一切無視して、これから来ると言っているだけであって、そんなものは都会人のエゴだと私は申し上げます。ですから、高齢化社会なんていうものはカッコつき問題です。

それでは具体的にどうすればいいのか。急に年寄りが増えたらどうするんだ。そんなものは三〇年待っていれば、全部死にますよと私は言う。本当にそれだけのことです。それを問題だと言うのは、つまり都市の常識である。都市というのは先ほど定義しましたが、意識の世界です。意識の世界ということは、すべてわかっているという世界です。だから、それをああすればこうなると私は表現しました。

そうすると、ああすればこうなるという社会で何が起こるかというと、女性の場合、子どもを産まなくなります。子どもは自然の典型、どうなるかわからないものの典型です。産んだからと言って利口な子になるとは限りませんし、とんでもないのが生まれるかもわからない。そうすると、計算高い世の中では子どもは産めません。子どもが減ってくるのは当たり前です。それは自然と人工、つまり身体と意識の対立です。どちらが現実かというと、現代の人はほとんどが意識のほうが現実になっていますから、計算が現実になっている。

それと情報化社会はどういう関係があるか。じつはそういった思うようになる意識の世界を、我々は都市というかたちで五〇〇〇年前からハードでつくってきたわけです。がっちりした建物をつくって、周りを城壁で囲って、この中をそういう世界だよとしてつくってきたわけです。

すでに都心ではバーチャル・リアリティになっている

どうやら次の明かりが見えてきたかなと私が思っているのは、この情報化社会です。思うようになる世界をコンピュータの中につくってしまおう。さっき言ったようにコンピュータは脳の延長ですから、これは案外健康かなと私は思っています。

テレビゲームを皆さん嫌がっていますが、私は案外あれでいいんじゃないかという気がする。なぜかというと、バーチャル・リアリティ、仮想現実なんて言っていますが、都市の中に住んでいる人間の現実は、今となっては仮想現実です。自分が食べているものはどこでどう採られているのかもわからない。

日本は輸出入に頼っていると言いますが、日本全国がすでに都市に変わってしまって、根本的な意味では田舎がないです。そして必ず都市は田舎から来るものに頼っていきます。ですから、それが切れたらアウトです。それが日本が完全に輸出入に頼っているという意味です。日本全体が都市になっただけのことです。日本だけで食っていけといったら食えないのは計算ではっきりわかっています。

『方丈記』を読むと、鴨長明《かものちょうめい》の時代に治承《じしょう》の大飢饉《だいききん》があって、都に一切、食べ物が入ってこなくなります。そうすると、都の人はうちから財物を持ち出して、食べ物に換えようとする。そして黄金を安くして、粟を高くするという状況、戦後の食料難そのままが一行で書いてあります。そんなことは都市の特徴であって、都市はやがてアウトになることはわかっている。それが今では日本全体の状況です。

そうするとハードで都市をつくるのは非常に危ない。じゃあ、どうするか。二一世紀はどうなるかわかりません。しかし、コンピュータの中につくっていった世界は自分の思うようになる世界ですから、そこで思うようにしているほうが安全ではないか。それにああいう世界はどこに住んでいても参加できる。まさにマルチメディアです。それこそブータンの田舎だろうが、インドの田舎、東北の山奥であろうが、参加できます。

ハードで都市をつくって、コンクリートの固まりをつくって、あとで畑にもならない土地をつくるよりは、そういうかたちで仮想の世界をつくる。どうせ人間は自分の思うようになる世界に住みたがるわけですから、そういうところをつくっていただいて、実際の生活は田舎でやっていただく。そういう意味の自然に触れる、自然の不自由が存在するというのが、どうしても必要なことである。それで両方やったらどうですかというのが私の意見です。

今まで一番具合が悪かったのは都市、思うようになる世界、ああすればこうなるという社会をハードでつくったことだと思います。どうせ脳の中の話なんです。私は思うようになるのはおとぎ話の世界だと言うんです。どうせおとぎ話の世界をつくるなら、コンピュータの中につくる方が安い。コンクリートでつくられるとたいへんです。

私は先々週ローマにいたんですが、ローマの遺跡はまだ残っていて、今では使い道は観光資源しかない。しかし、あれが観光資源になるには一〇〇〇年、二〇〇〇年かかるわけです。

それならば、コンピュータの中に思うようになる世界をつくって、思うようにしたいというのはそういうところで解消していただく。しかし、実際にはたいへん不自由なところで日常生活をしていただく。これは案外健康ではないかと思います。

その両方が立たないと、結局は立たない。なぜかというと、脳みそは脳みそだけで生きているわけではなく、身体がいるわけで、あくまでも身体の中の脳だからです。そういうわけで、両方を立てなければならないのなら、そこまで極端にやれば、むしろ両方がちゃんと立つのではなかろうか。

都市の中に住みつくのは明らかに不健康だし、歴史が証明するようにすべての都市は滅びるわけです。滅びてまたつくり直していますが、絶えず滅びている。そんなことをやる必要はないじゃないかという気が私はしています。もう少し安くつく利口なやり方をこれから考えたらよろしいというのが今日の結論です。

あとがき（『脳と自然と日本』再録）

ここ一〇年ほど、さまざまな会合で話をさせていただく機会が増えた。ここに採録してあるのは、そうした講演の記録である。あらためて読み直して、こんなことを話したかしらと、本人が忘れていることもあるから、記憶はアテにならない。

話を文章にするのは、だれかやってくださった人がいる。ここに採録されたものも、すべてそうである。まずその方々に感謝の意を表したい。これはなかなか大変な作業である。それは出来上がってきた原稿を見るとわかる。話が通じていない場合には、原稿がメチャメチャである。もちろんそういうものは、ここには入っていない。

他人の話を文章にする。こうした作業には、言語に関するその人の能力がいちばん明瞭に出る。私はそう思っている。聞く耳がなければならないし、それを文章にする能力がなければならない。だから上手下手が著しい。いまでは講演の記録をとって、会誌などに発表するのはふつうだが、たいてい最後に私自身が目を通す。そのときに恐ろしく手間がかかるときと、まったく手を入れないで済むときがある。その手間がそのまま原稿の良し悪しを示している。本人の話の良し悪しは言わないことにする。

大学での講義は若いときからやっているが、一般の人を対象に話をするのも、本人にしてみれば、ほとんど同じことである。ただし講義の場合には、知識を伝えようとすることが多い。これは話しているほうもつまらないが、ふつうは聞いていてつまらない。知識は詳細で、詳細を訊きたがるのは、本当の関係者だけだからである。

私は現在、一般教育で講義をすることが多い。それなら一般の人に話をするのと、ほとんど同じである。だからそこでは、詳細を伝えるより、意見を伝える。興味関心がバラバラで、以前より辛抱のなくなった大勢の学生を相手に、知識を伝達しようとしても無理である。同時にこれは、危ない橋を渡ることになる。私の意見がいわゆる「正しい」意見かどうか、それがわからないからである。

一九世紀的にいうなら、学界の定説にまだなっていないことを、講壇で話してはいけない。マックス・ウェーバーの『職業としての学問』にはそう書いてあった。しかし学会の定説を語っていると、たいていの人が寝る。これは日本独特の事情か、外国でもそうなのか、よくわからない。学界の定説とは、大勢の人が認めることである。それなら官庁の文書と同じで、玉虫色になる。玉虫色を語っても、なにを言われたか、よくわからない。

聴衆を寝かさないためには、本気で話さなければならない。それには個人の本音を語るしかない。本音はかならずしも客観的とは言えない。だから学者は、本音を嫌うのであろう。本音を語って、それでも寝る人は、仕方がない。眠れば、少なくとも本人の休養にはなっている。

私は話をするとき、本音でしか、言わない。話のコツは、それしかない。知識は自分の考えを説明するときの材料である。自分の考えがなくて、知識を並べるなら、八百屋の店先である。講義はしばしば八百屋の店先になる。いまの学生はレストランに来ているつもりだから、八百屋では寝る。八百屋に徹するのも、コックに徹するのも、それぞれの自由である。ただし日本の研究者はトマトならトマト、キャベツならキャベツしか売らない。そういう八百屋が多い。それなら「八百」屋ではない。卸売りである。八百屋もコックもやってみるとなかなかむずかしいのである。

講演なんかしないで、虫採りに行くか、研究室にこもっている。本来はこれがいちばん楽しい。右のたとえで言うなら、田畑に出ている百姓である。そもそも先祖のことを考えたって、三代さかのぼれば、八百屋でもコックでもない、百姓である。それが背広を着てネクタイを締めて、似合うわけがないではないか。

野良仕事ができるのは、私の場合には、虫採りだけである。これをやっていると、ほかのことはすべて忘れる。原稿のシメキリや、事務書類、答案の採点など、どこ吹く風である。ところが現代社会は、そういう作業を強制する。事務書類などは、いちばんどうでもいいものなのに、いちばん催促が厳しい。これを浮世の義理というのであろう。

野良仕事をして、あとは本音を語っていれば、幸福な人生のはずである。それを太平楽という。ここの話も、おおかた太平楽に属するのかもしれない。

養老孟司

初出一覧

現実とはなにか
東海ちけんだいがくレポート（一九九五年四月六日）、ちけんだいがく176号（一九九五年七月一日発行）、「知的生産の技術」研究会。

自然と人間
大正大学仏陀会記念講演（平成六年六月一日）、大正大学学報70（平成七年三月発行）、大正大学出版部。

からだと表現
平成八年度 第三四回全国大学保健管理協会、関東甲信越地方部会研究集会（平成八年七月一一日）、報告書（平成九年二月発行）、全国大学保健管理協会・関東甲信越地方部会、聖マリアンナ医科大学学務部学生課。

構造から見た建築と解剖
一九九四年度 日本建築学会大会・東海（一九九四年九月九日）、講演録（一九九五年三月発行）、日本建築学会大会（東海）実行委員会（記念行事部会長・今井正次、編集・編集企画室 群）。

ゆとりある生活の創造
平成八年度関東甲信静市町村教育委員会連合会総会（平成八年六月四日）、記念講演記録（平成八年一二月発行）、神奈川県市町村教育委員会連合会／逗子市教育委員会

現代社会と脳
平成八年度 秋の連続講座（平成八年一〇月一八日）、新宿区立女性情報センター資料『カラフルな生き方―今、みつめなおして』（記録・船木明美）。

ヒトを見る目
おしゃべり新年会、広告批評（一九九七年二月号）、マドラ出版。

子どもと自然
子どもの健康のための講座（平成八年一二月七日）、育児センター会報（平成九年六月二〇日発行）、

富士愛育園・育児センター。

情報化社会と脳

NTT DATAサマーフォーラム'96（一九九六年八月二三日―二四日）、NTT DATA SUMMER FORUM '96 フォーラムレポート、㈱NTTデータ。

※本書は二〇一九年三月に小社より刊行された扶桑社新書『ヒトはなぜ、ゴキブリを嫌うのか?～脳化社会の生き方～』に加筆修正し、文庫化したものです。

文庫スタッフ

デザイン　竹下典子（扶桑社）
DTP制作　生田　敦
校正・校閲　小出美由規
編集　樋口　淳（扶桑社）

◉養老孟司（ようろう　たけし）
1937年、神奈川県鎌倉市生まれ。東京大学医学部卒業。専攻は解剖学。東京大学名誉教授、京都国際マンガミュージアム名誉館長。1989年、『からだの見方』（筑摩書房）で、サントリー学芸賞受賞。ほかに、『唯脳論』（青土社／ちくま学芸文庫）、『バカの壁』（新潮新書、毎日出版文化賞受賞）、『養老孟司の大言論（全３巻）』（新潮文庫）、『遺言。』（新潮新書）『バカのものさし』（扶桑社文庫）、『ものがわかるということ』（祥伝社）など多数。

こう考えると、うまくいく。
～脳化社会の歩き方～

発行日　2023年11月10日　初版第1刷発行

著　者　養老孟司

発行者　小池英彦
発行所　株式会社 扶桑社
〒105-8070
東京都港区芝浦1-1-1　浜松町ビルディング
電話　03-6368-8870(編集)
03-6368-8891(郵便室)
www.fusosha.co.jp

印刷・製本　中央精版印刷株式会社

ISBN 978-4-594-09600-7